孕产妇保健知识

主　编

惠　宁　欧　俊

副主编

吴　冬　高　妍

编著者

惠　宁　徐明娟　欧　俊
管　睿　吴　冬　高　妍
韩青风　刘　安

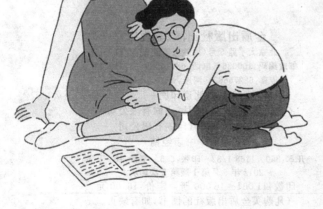

金盾出版社

内 容 提 要

本书由第二军医大学长海医院妇产科专家、教授编著。书中以问答的形式详细介绍了孕前期、孕期、分娩期和产褥期的保健知识。其内容丰富,科学实用,通俗易懂,适合广大孕产妇及其家人阅读,也是妇幼保健人员和基层医务人员良好的参考书。

图书在版编目(CIP)数据

孕产妇保健知识/惠宁,欧俊主编.—北京:金盾出版社,2009.6
ISBN 978-7-5082-5634-4

Ⅰ.孕… Ⅱ.①惠…②欧… Ⅲ.①孕妇—妇幼保健—基本知识②产妇—妇幼保健—基本知识 Ⅳ.R715.3

中国版本图书馆 CIP 数据核字(2009)第 032639 号

金盾出版社出版、总发行
北京太平路 5 号(地铁万寿路站往南)
邮政编码:100036 电话:68214039 83219215
传真:68276683 网址:www.jdcbs.cn
封面印刷:北京印刷一厂
正文印刷:北京万博诚印刷有限公司
装订:北京万博诚印刷有限公司
各地新华书店经销
开本:850×1168 1/32 印张:6.5 字数:163 千字
2012 年 6 月第 1 版第 2 次印刷
印数:11 001~16 000 册 定价:16.00 元
(凡购买金盾出版社的图书,如有缺页、
倒页、脱页者,本社发行部负责调换)

前言

　　作为现代女性，已不再是盲目、被动地等待孕期的到来，而应该有计划、有准备地预约一个可爱的宝宝。计划受孕是一种生育智慧，现代女性应该运用这种智慧进行孕期保健、科学饮食、安胎养胎、科学胎教、防病用药等，用心呵护宝宝，关注宝宝每一天的成长。

　　《孕产妇保健知识》全面地介绍了怀孕中的准妈妈应该知道和掌握的一些孕产知识，并同步地进行指导，旨在帮助每一位准妈妈生一个健康聪明的宝宝。本书以问答的形式分四个部分介绍了孕前期、孕期、分娩期及产褥期的保健常识。其内容新颖、丰富，理论与实践并重，通俗易懂，实用性强，适合于现代有计划生育的孕产妇及其家人阅读，也可供基层医务人员参考。

　　限于水平且著述时间紧迫，本书不当之处尚希同道惠予指正。

惠　宁

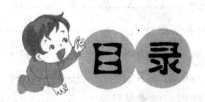

一、孕前期保健知识

二、孕期保健知识

目 录

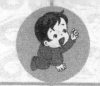

三、分娩期保健知识

2. 异常分娩由哪些因素造成？ …………………… （154）

3. 如何预防异常分娩？ …………………………… （155）

4. 什么情况下需要行会阴切开术？ ……………… （155）

5. 哪些情况下需要产钳助产？ …………………… （156）

6. 什么是剖宫产？ ………………………………… （157）

7. 剖宫产手术前要做什么准备？ ………………… （158）

8. 胎儿是生出来好还是剖出来好？ ……………… （159）

9. 高龄初产妇必须剖宫产吗？ …………………… （160）

10. 做过剖宫产的下次还要剖宫产吗？ …………… （160）

11. 臀位分娩要注意的事项有哪些？ ……………… （161）

12. 双胎妊娠要注意的事项有哪些？ ……………… （162）

13. 如何预防产后出血？ …………………………… （163）

14. 如何早期发现子宫破裂？ ……………………… （164）

15. 脐带异常怎么办？ ……………………………… （165）

16. 什么是羊水栓塞？ ……………………………… （168）

四、产褥期保健知识

(一)产妇产褥期身体各系统的变化…………………… （170）

1. 生殖系统有什么变化？ ………………………… （170）

2. 乳房有什么变化？ ……………………………… （172）

3. 循环系统有什么变化？ ………………………… （173）

4. 消化系统有什么变化？ ………………………… （173）

5. 泌尿系统有什么变化？ ………………………… （174）

6. 内分泌系统有什么变化？ ……………………… （174）

7. 腹壁有什么变化？ ……………………………… （175）

目 录

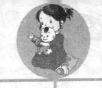

一、孕前期保健知识

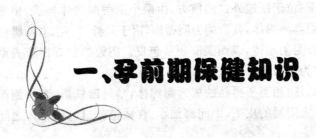

(一)怀孕基本知识

1. 女性生殖器官的构造是怎样的？

女性生殖器分为内生殖器和外生殖器。女性外生殖器即外阴,指生殖器的外露部分,包括两股内侧从耻骨联合到会阴之间的组织。女性内生殖器包括卵巢、输卵管、子宫和阴道。卵巢为产生卵子和分泌雌激素的生殖腺;输卵管、子宫和阴道为生殖管道。

(1)女性外生殖器

①阴阜:为耻骨联合前方的皮肤隆起区,皮下脂肪较多,性成熟期以后,皮肤生有阴毛。

②大阴唇:是一对纵行隆起的皮肤皱襞,自阴阜向下方构成阴裂的外侧壁,后方连于会阴。

③小阴唇:位于大阴唇的内侧,为一对较薄的皮肤皱襞,表面光滑无毛。

④阴道前庭:为两侧小阴唇之间的裂隙。其前部有尿道外口,后部有阴道口。在小阴唇与处女膜之间的浅沟内,相当于小阴唇中 1/3 与后 1/3 的交界处,有前庭大腺的开口。

⑤阴蒂:位于尿道外口的前方,由两个阴蒂海绵体构成,相当于男性的阴茎海绵体,其后端为阴蒂脚,附于耻骨弓,左、右两脚向前互相结合为阴蒂体,表面盖有阴蒂包皮。阴蒂的前端露于表面的部分,称为阴蒂头。

⑥前庭球:相当于男性的尿道海绵体,呈马蹄铁形,两外侧部较大,位于大阴唇的皮下,中间部细小,在尿道外口与阴蒂体之间的皮下。

⑦前庭大腺:位于阴道口的两侧,左、右各一,形如豌豆,其排泄管向内侧开口于阴道前庭。

(2)女性内生殖器

①卵巢:卵巢在盆腔内,呈扁卵圆形,具有生殖和内分泌功能。分内、外侧面,前、后两缘和上、下两端。外侧面贴于盆腔侧壁,位于髂内、外动脉起始部之间的夹角处,内侧面朝向子宫。上端借卵巢悬韧带与盆腔壁相连,下端借卵巢固有韧带连于子宫。后缘游离,前缘有系膜附着,并有血管、淋巴管和神经等出入。

②输卵管:输卵管是精子和卵子相遇受精的场所,也是向宫腔输送受精卵的通道,为一对细长弯曲的肌性管道,长 10~12 厘米,直径约 5 毫米。输卵管位于子宫底两侧,包裹在子宫阔韧带上缘内。输卵管全长由内侧向外侧分为四部:一是输卵管间质部,为贯穿子宫壁的部分,很短,其内侧端有输卵管子宫口通子宫腔,外侧续连于输卵管峡部。二是输卵管峡部,短而狭窄,输卵管结扎术多在此部位进行。此段向外侧移行为壶腹部。三是输卵管壶腹部,此段管腔膨大成壶腹状,约占输卵管全长的 2/3,卵子通常在此处受精。若受精卵未能移入子宫,而在输卵管内发育,即成宫外孕。四是输卵管伞部,为输卵管的外侧端,管腔扩大成漏斗状,漏斗中央有输卵管腹腔口,与腹膜腔相通。漏斗的周缘为许多细长指状突起,称为输卵管伞。

③子宫:子宫是一壁厚的肌性器官,具有产生月经和孕育胚

胎、胎儿的作用。其形状、结构及位置随年龄、月经周期和妊娠状况而变化(图1)。

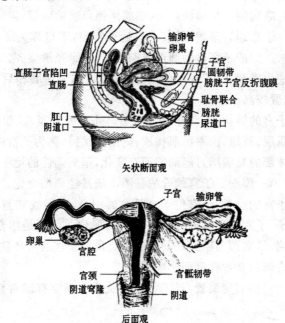

矢状断面观

图1　女性内生殖器

●子宫的形态:成年未孕的子宫,呈前后略扁、倒置的鸭梨形,长约8厘米,最大宽径约4厘米,壁厚约2厘米。子宫分为三部分:上端在两侧输卵管子宫口以上圆凸的部分称为子宫底;下端细圆的部分称为子宫颈,为宫颈癌的好发部位;底与颈之间的部分称为子宫体。子宫颈又分为两部:子宫颈伸入阴道内的部分,称为子宫颈阴道部;在阴道以上的部分,称为子宫颈阴道上部。子宫体与子宫颈连接的部位,稍狭细,称为子宫峡,在非妊娠期,此部不明显。在妊娠期,子宫峡逐渐扩张伸长,形成子宫下段。产科在此部进行剖宫取胎。子宫内腔甚为狭窄，分为上、下两部。上部位于子宫体内，称子宫腔，下部在子宫颈内，称子宫颈管。子宫腔在额状位呈前后略扁的三角形腔隙，其基底两侧角通输卵管，尖向下通子宫颈管。子宫颈管呈梭形，其上口通子宫腔，下口称为子宫口，通阴道。未产妇的子宫口为圆形或椭圆形，边缘光滑整齐。分娩后，子宫口变为横裂状，子宫口的前、后缘分别称为前唇和后唇，后唇稍长，位置较高。

●子宫的结构：子宫壁分为三层。外层为浆膜，是腹膜脏层；中间为肌层，较厚，由平滑肌构成；内层为黏膜，称为子宫内膜。子宫底和体部的黏膜随月经周期而有变化，呈周期性的增生和脱落，约 28 天为一周期。子宫颈管的黏膜不随月经周期变化。

●子宫的位置：子宫位于小骨盆的中央，在膀胱和直肠之间。成年女子，子宫的正常方位为前倾和前屈位。前倾是指整个子宫向前倾倒，子宫颈与阴道之间近乎成直角。子宫的活动性较大，随膀胱和直肠的充盈程度而影响其位置。

④子宫的固定装置：对子宫正常位置的固定有四对韧带起着重要作用。

●子宫阔韧带：在子宫的两侧，呈额状位，分前、后两层。其内侧缘附于子宫，并移行于子宫前、后的腹膜；下缘附于盆底；上缘游离，其内包有输卵管。阔韧带前层覆盖子宫圆韧带，后层包被卵巢，两层之间有血管、淋巴管、神经和结缔组织等。阔韧带可限制子宫向侧方移位。

●子宫圆韧带：是一对长条形的圆索，由平滑肌和结缔组织构成。起于子宫外侧缘，输卵管子宫口的前下方。在子宫阔韧带前层覆盖下，走向前外侧，经过腹股沟管，止于阴阜及大阴唇的皮下。此韧带是维持子宫前倾位的主要结构。

●子宫主韧带：由结缔组织和平滑肌纤维构成，位于子宫阔韧带下部两层之间，自子宫颈两侧连至骨盆侧壁；其主要作用是固定子宫颈,防止子宫向下脱垂。

●子宫骶韧带:由平滑肌和结缔组织构成,起于子宫颈后面,向后绕过直肠,附在骶骨前面,此韧带有牵引子宫颈向后上的作用,维持子宫前屈位。

⑤阴道:阴道为前后略扁的肌性管道,连接子宫和外生殖器,是导入精液、排出月经和娩出胎儿的通路。阴道口的下端开口于阴道前庭,称为阴道口。在处女,阴道口周缘有处女膜。阴道的上端较宽,围绕子宫颈下部,两者间形成环状的腔隙,称为阴道穹,可分为前、后部及两侧部,以后部为最深,后部与直肠子宫凹陷紧密相邻,彼此之间仅隔有阴道壁和一层腹膜。当直肠子宫凹陷有积液时,可经阴道穹后部进行穿刺或引流。阴道前方邻接膀胱底和尿道,后方邻接直肠。

2. 女性乳房的构造是怎样的?

乳房为哺乳动物特有的结构。人的乳房为成对的器官,男性不发达,女性于青春期后开始发育生长,妊娠和哺乳期的乳房有分泌活动,老年妇女乳房萎缩。

(1)位置:乳房位于胸前部,在胸大肌及其筋膜的表面。成年未妊娠妇女的乳头平对第4肋间隙或第5肋。

(2)形态:成年女子尚未哺乳的乳房呈半球形,紧张而富有弹性。乳头为乳房中央的圆形突起,其表面有输乳管的开口。乳头周围有一圈颜色较深的区域,称为乳晕。

(3)结构:乳房由皮肤、乳腺组织和脂肪组织构成。乳腺组织被脂肪组织分隔为15~20个乳腺叶,以乳头为中央呈放射状排列。每个腺叶有一条排泄管,称为输乳管,由该腺叶中各乳腺小叶的导管汇合而成,开口于乳头。临床进行乳房浅部脓肿切开手术时,应尽量采用放射状切口,以免损伤乳腺叶和输乳管(图2)。

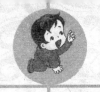

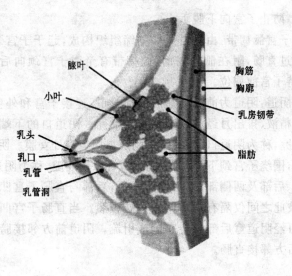

腺叶
小叶
乳头
乳口
乳管
乳管洞
胸筋
胸廓
乳房韧带
脂肪

图 2　乳房的结构

3. 男性生殖器官的构造是怎样的？

　　男性生殖系统大部分在身体外部,可直接看到。因其生殖器较明显、易触摸,因此男性比女性在更早的年纪就会刺激生殖器来获得某种快感。因为男性是经由阴茎来排尿,他们必须自如的将阴茎拿到裤外,因此以触摸生殖器来说,男性所受到的社会限制远比女性来得低(除非在某些场所,男性会被要求不可触摸生殖器,但他们不会在任何时候都被限制)。

　　此外,男性每天都会看到自己的阴茎,他可能较少注意到其他外生殖器,因此和女性一样,对内生殖器的功能一无所知。男性与女性生殖区域的一大差别是,男性有两个开口,一个是在阴茎顶端排出尿液与精液的口,另外一个是在阴囊后的肛门口;而女性有三个口:尿道口、阴道口和肛门口。男性外生殖器中,最明显的是阴茎,包括阴茎轴及龟头。在阴茎轴内是尿道(尿液、精液经此排到体外),有三层圆柱状组织体。表皮覆盖在阴茎轴外,可移动使之勃起。位于阴茎轴下的圆柱状组织作为阴茎海绵体,当阴茎勃起时,阴茎海绵体的鼓起看起来就像峪。尿道就是通过海绵柱状体的中心。另外两个圆柱状组织体是阴茎洞状体,位于阴茎轮的上面。三层圆柱状组织充满了许多小血管及类似海绵的组织,当血液充满时就会肿胀,这样的肿胀会造成阴茎变大、变长,也就是勃起的现象(图3)。每个圆柱状组织都有薄膜围绕,当血液胀满时,阴茎就在勃起时变得坚硬。阴茎的头亦称为龟头,也含有海绵组织,尿道口就位于龟头内。在阴茎轴与龟头之间是冠状沟。龟头、冠状沟与系带都充满神经末梢,对刺激是很敏感的。在阴茎轴下的表皮中线上有阴茎缝,是在出生前就形成的,对于未割包皮的男性来说,表皮几乎将阴茎轴全部包围,但并不会勒于龟头上,而可回籍的表皮称为包皮。虽然从外部看不到,但阴茎的结构是与身体内部相连的,而尿道是经过前列腺的中心而至膀胱,且海绵体也延伸至骨盆区域,与血管、骨盆肌肉、骨相连。男性的龟头、阴茎轴与女性的阴蒂在胚胎时是相同的组织。因此,男女在受到性刺激时,此处皆会因充满血液而肿胀,而在高潮后就变成无法刺激的状态。平常阴茎(非勃起)的长度约10厘米,而有些人可能更长或更短些。许多因素都可能影响平时阴茎的大小,包括身体脂肪过多、天气过冷、压力情境。根据马斯特与强森的研究报告发现,平时阴茎较短的男人在勃起时,阴茎变大的百分比高于平常阴茎较长的男人。因此,根据目前的资料显示,大多数男人在阴茎勃起时的长度是13～15厘米。当然,也有许多男人在勃起时,阴茎可能更长或更短些。阴茎的后面是阴囊,由松弛皮肤和表浅肌膜组成的一个袋子。当遇冷、运动或性刺激时,阴囊的肌肉就会收缩,以拉高阴囊内的睾丸,以便靠近身体。这种使睾丸更靠近或更远离身体的移动,对睾丸来说是很重要的。因为睾丸必须维持在比体温稍低的温度中,遇冷或遇热都会造成精子减少。若长期暴露在过冷的环境中,可能就会因此造成不育,也会增加患睾丸癌的概率。隐睾症是指婴儿在出生时,睾丸没有降到阴囊内,仍留在骨盆腔,这种现象会造成不孕。睾丸是成对的椭圆形腺体,长约4厘米,直径约3厘米,通常一个睾丸会比另一个睾丸低。在睾丸内有来狄细胞,这些细胞会分泌睾酮,它对于男性发育、性功能、第二性征等都是必需的。此外,在睾丸内有精小管,精小管内的赛托利细胞从男性青春期起至死亡都可持续的产生精子。睾丸以精索连接身体,精索内有血管,使睾酮进入血流,也有输精管,使精子由睾丸进入尿道。肛门位于阴囊后。

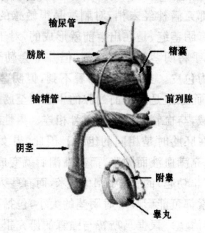

图3　男性生殖器结构

4. 怎样掌握妇女的排卵时间?

月经周期正常的妇女,一般每月排卵1次,且排卵时间亦有规律。但在某些情况下,如月经周期不准、产后哺乳等,则排卵时间难以固定。预测排卵期可以帮助自己判断排卵的时间及规律,以掌握受孕的时间或避开排卵期而达到避孕的目的。

预测自己的排卵期。首先,对月经规律的妇女来说,可以根据月经周期进行推算,一般排卵期大多在下次月经的前 14 天左右。如该妇女月经周期为 28 天,她的排卵期就应在月经周期的第 14 天左右;如该妇女的月经周期为 40 天,则她的排卵期就应在月经周期的第 26 天左右(即下次月经的前 14 天左右)。根据精子和卵子的存活时间,一般在排卵期前后共 1 周左右时间内易受孕,故认为此时系受孕的危险期。其次,测定基础体温可准确地掌握自己的排卵期。基础体温测定是指经过 6~8 小时睡眠后,醒来未进行任何活动(如说话、进食或起床等)所测得的口腔体温。按日期将所测得的体温记录相连成曲线,称为基础体温曲线。因为排卵后卵巢所分泌的孕激素可刺激体温中枢使体温升高,所以在有排卵者月经周期前半期的基础体温偏低,而后半期即排卵后的基础体温则升高,一般两者温差可达 0.5℃左右,这样在基础体温曲线上呈上下波动的双相变化。若无排卵,则其基础体温曲线平坦无变化而呈单相型。排卵期一般在曲线上为体温下降继之又上升的日子内。在某些妇女,或在某些月经周期中,体温可无明显下降或不下降,但只要体温开始上升,即可认为是排卵了。在排卵期体温变化不太明显的妇女可多测几个月经周期,这样就可以掌握自己排卵的规律。此外,如有感冒发热或应用孕激素等因素,应在测定基础体温时予以排除。

5. 测量基础体温有何意义?

(1)基础体温:是指经过一夜的完全休息以后,早晨从熟睡中醒来,躺在床上,在未受任何外在因素(如运动、吃饭、情绪变化)影响的情况下所测得的最原始体温。如何测量基础体温呢?在睡觉前,把体温计的水银刻度甩到 35℃ 以下,放在床边容易拿到的地方。第二天早晨睡醒一睁眼,在没有下床、说话、吃东西、上厕所之前,将体温计放到舌下,进行测量,大约5分钟就可以了。测完基础体温之后,分别以日期和体温为横、纵轴制成一个基础体温测量表格,将每次测得的体温记录在上面,以便于长期观察。

(2)测量基础体温的主要作用

①监测是否排卵:虽然在一般情况下人体的正常体温是37℃,但在不同的身体状况下也会略微有些差别。

通常女性在来月经之前,体温升高,处于高温期;来月经之后,体温则相对较低,处于低温期。如果在24小时之内,体温增高0.3℃～0.6℃,甚至更高,则表示处于排卵状态。

另外,根据基础体温也大略可以判断排出卵子的质量优劣程度。如果基础体温高温期较长,可以持续13～14天,那么就表示卵子的质量不错。

②怀孕的早期诊断:如果持续2周以上较高的基础体温,就要考虑去医院检查一下,因为有可能是怀孕了。

③判断卵巢的功能:基础体温处于高温期代表黄体功能的减弱、甲状腺素分泌过低、泌乳激素分泌过高,代表排卵的质量比较差,甚至不排卵。

6. 如何解读基础体温的变化?

(1)排卵:当女性月经来临时,基础体温为低温;排卵之后,基础体温则会转为高温。一般来说,女性在排卵24小时之后,受精的概率会变得比较低;但是,男性的精子在女性的子宫里大约可以存活72小时。所以,在女性基础体温处于低温,或接近排卵期时同房可以增加受精概率;若等到基础体温达到高温时再同房,怀孕的概率就已经降低了。

(2)多囊卵巢综合征:此类病患以"胖"为表征,往往容易发胖、长青春痘、毛发浓密、月经周期经常不准。表现在基础体温上则是:高温期较短,严重的还可能是经常性低温。有这种情况的女性,通常有家族遗传性糖尿病,如怀孕生子,则属于妊娠糖尿病的高危人群。

(3)卵巢功能不好:卵巢功能不好的人通常基础体温的循环周期会缩短,原本的28天,可能慢慢会变为24天或22天,高温期也相应缩短。

(4)泌乳素过高:泌乳素高则基础体温的高温期就会缩短,其卵子的质量也较差,所以不容易怀孕或容易流产。

(5)危险期:基础体温为高温期属于安全期,低温期则属于危险期,但低温期也会有个别差异。例如,对年轻女孩而言,她们的卵巢功能好,分泌物多,危险期就相应的长一些,精子在子宫内存活的概率也会相对比较高。所以,很可能在排卵前5天开始,就必须看做是危险期。如果夫妻经常选择在危险期同房,却一直不见怀孕迹象,那么就必须去医院检查找出原因,到底是男性的精子数量不够,还是女性的输卵管不通,或是有其他方面的原因。

7. 什么是正常精液?

根据世界卫生组织所规定的正常精液标准,判断精液是否正常可以从以下几个方面进行分析:

(1)精液量:正常≥2毫升。大于7毫升时为过多,不但精子密度降低,而且易从阴道中流出,以致精子总数降低,常见于精囊炎;小于2毫升为精液量过少,但通常以1毫升以下为过少。此时精液与女性生殖道接触面积小,或因黏稠不利于精子进入女方宫颈口而导致不孕,常见于严重的副性腺炎症、睾酮水平低下、射精管梗阻、逆行射精等。

(2)颜色:正常是灰白色或略带黄色。乳白色或黄绿色提示生殖道或副性腺存在炎症;粉色、红色、显微镜下见红细胞者为血性精液,常见于副性腺、后尿道的炎症,偶可见于结核或肿瘤。

(3)酸碱度:精液正常的 pH 值为 7.2～7.8。小于 7.2 见于射精管梗阻或受尿液污染;大于 7.8 见于精囊炎症或标本陈旧。

(4)液化时间:正常精液射出后,在精囊凝固酶的作用下变为胶冻状,经 15～30 分钟在前列腺液化酶的作用下变为液体,此为精液液化。射出精液 30 分钟后,精液仍不液化属于异常。

(5)黏稠度:将玻璃棒接触已经液化的精液,轻轻提棒,可形成精液丝,正常时其长度小于 2 厘米。

(6)精子计数:一般以每毫升精液中的精子数表示。正常计数 $\geqslant 20 \times 10^6$/毫升。低于此值为精子过少,见于各种原因导致的生精功能障碍等,可因精子进入子宫腔及输卵管的机会减少而致生育力低下或不育。如精子计数大于 250×10^6/毫升为精子过多,因其活动力受影响也可导致不育。

(7)精子形态:正常形态的精子 $\geqslant 50\%$,否则可造成不育。

(8)活动力:精子中呈直线迅速向前运动者 $\geqslant 50\%$。

(9)存活率:通常指射精后 1 小时内检查,活精子 $\geqslant 50\%$。导致精子活动力及存活率降低的常见原因有副性腺炎症、精索静脉曲张、慢性呼吸道感染引起的纤毛呆滞综合征、精液中存在抗精子抗体或标本贮存不当。

(10)白细胞:正常精液中白细胞 $< 1 \times 10^6$/毫升。白细胞增多表明生殖道或副性腺存在感染。

8. 什么是受孕?

受孕,即女人怀上了孩子,也就是人们常说的"有了"。人的生命是从一对生殖细胞(即卵子和精子)的结合开始的。经过母亲的"十月怀胎",然后瓜熟蒂落,新生命诞生人间。

简单地说,怀孕包括受精、受精卵的发育、运送和着床、成胎和出生,这就是受孕的全过程。

　　成熟的卵子从卵巢排出到腹腔,常常落在输卵管口附近,输卵管把卵子吸入到管腔内。在这时夫妻如有性交,精子通过阴道、子宫颈管、子宫腔,获能后进入输卵管壶腹部与卵子相遇。此时,许多精子围绕着一个卵子,由精子顶部分泌出来的酶活跃起来,溶化了卵子的透明带。其中一个精子深入到卵子内,精子和卵子结合成为受精卵,经过一分为二,二分为四的细胞分裂,新的生命开始了。

　　受精后的第6~8天开始着床,至第11~12天完成。一般着床于子宫体后壁比前壁略多,中线多于侧壁。受精卵着床的过程首先是附着,随着透明带的局部穿孔或整个消失,靠近内细胞群一端的滋养层迅速分裂,并贴近子宫内膜上皮。两个相对组织面的微小绒毛跨过空隙,广泛地呈指状互相交错,随后绒毛互相交织。然后是植入,囊胚(又称胚泡)附着在子宫内膜后,内膜上皮细胞的胞膜逐渐消失,变为多核细胞体。滋养层也分化为两层,内层保留细胞膜,称细胞滋养层;外层细胞膜消失,称合体滋养层。合体滋养层有很强的侵蚀力,侵蚀子宫脱膜,形成小缺口,使胚泡慢慢地陷入到子宫内膜致密层下。到受精后约第10天,整个胚泡位于子宫内膜中,第11天在子宫内膜处有小血块和细胞碎片构成的闭锁栓,第12天胚泡几乎全部被增生的上皮所覆盖,并形成一个小隆起,着床完成,即受孕成功。

(二)优生优育

1. 如何选择妊娠与分娩的理想季节?

　　在国外,有人通过试验的方法增加孕妇的胎盘血流量,使进入胎儿体内的氧气量增加,可以大大促进胎儿大脑的发育。因此,母亲如多吸入氧气,提高母体内氧气的浓度,也可增加向胎儿输送的氧气量。这一点虽然没有确切的资料,但在动物实验中已观察到,在氧气浓度高的环境里饲养的母鼠,所产生的幼鼠活泼、好动、智能高。但人是不能直接吸入纯氧的。人如吸入100％的氧气,反而会引起氧中毒。所以,怀孕后应尽可能多地呼吸新鲜空气,如每天到公园、绿草地去散步。

胎儿的大脑皮质在怀孕后头3个月开始形成,4～9个月这一段时间发育最快。假如这时正巧是冬天,是不能冒着严寒在户外散步的。最好在春天到秋天的半年之内度过妊娠这一阶段。故怀孕最好在12月～来年1月之间,分娩在10～11月。

但也有人主张怀孕在8～9月的,因为随着妊娠月份的增加。孕妇身体的负担也逐渐加重,所以应选择使妊娠后期容易度过的季节。酷夏和严冬当然都不好,秋天也不太合适,因为经过炎热的夏天,体力消耗比较多,再来完成分娩这件大事,对孕妇身体不利。一般来说4、5月份分娩最好,气候适宜,哺育婴儿也容易。

2. 妊娠与分娩的最佳年龄是多大?

妇女妊娠、分娩的最佳年龄是25～30岁。因为这时期女子骨骼系统发育完善,腹部肌肉发达有力,骨盆韧带处于最佳状态,如果怀孕分娩,母子发生各种疾病的机会最少。此外,这个时期学习初步告一段落,身心发育都已成熟;这个年龄范围的妇女知识的积累较丰富,工作中也有一些经验。结婚后如有计划地在此时生育孩子,父母就能有较多的时间和精力从各方面来关心教育下一代。

3. 高龄孕妇会出现哪些问题？

医学上将35岁以上的孕妇称为高龄孕妇，并把她们列为产科重点观察对象。因为高龄妊娠存在危险性。

(1)卵子老化：据相关资料统计，先天愚型胎儿的发生率，随孕妇年龄的增长而成倍增加，如果说25～29岁的时候大约是0.11%的话，30～35岁就会增加到0.26%，36～40岁将上升到0.56%，45岁以上甚至可以达到5.4%。其他一些先天性疾病，如先天性心血管畸形、唇裂等，患病率也随孕妇年龄增大而明显增加。国外的一些研究资料也表明，40岁以上父母所生的孩子更容易患白血病，而头胎孩子的免疫系统更差，发生概率也更高。

(2)难产：大多数医学专家认为，女性生育的最佳年龄是25～29岁，35岁以上的初产妇骨盆的关节变硬、韧带功能退化、产道和会阴弹性较小，子宫收缩力相应减弱，易导致产程延长而引起难产，造成胎儿产伤、窒息。

(3)诱发妊娠并发症：随着年龄增大，身体的代谢能力会自然降低，自主神经系统调节能力下降，因此，高龄生育还容易引起妊娠高血压综合征和妊娠期糖尿病等合并症。

(4)精神压力：首先，大龄父母在精力和体力上都比不上年轻的父母。其次，由于过惯了"二人世界"的生活，有了小宝宝后，在思想上可能还没做好接受他、教育他的准备。此时，双方的父母已经年迈，可能无精力分担养育孩子的责任。基于上述原因，在高龄产妇中，因精神压力导致的产后抑郁症的发生率较高，甚至发生母亲亲手杀死婴儿的悲剧。

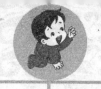

4. 女方孕前应做哪些检查？

近几年，孕妇怀畸胎的比例增多了。其中有许多非常严重的先天性心脏病患儿，与父母双方的身体状况关系巨大。生宝宝就像农民种庄稼，在播种前尚且懂得选择饱满的种子和肥沃的土壤，人更应该懂得在双方健康的前提下，才能生出一个健康的宝宝。

婚前做检查重要，而婚后准备要孩子，身体检查就更是重要，对准妈妈、孩子都有非常多的好处。所以专家提倡，每对想要孩子的夫妇双方都该做身体检查，以最好的身体状况迎接宝宝的到来。

那么，准备怀孕前要做什么检查呢？下面就详细地介绍一下：

(1)妇科常规检查，包括对外阴、阴道、宫颈，以及子宫的大小、形态、位置、输卵管，卵巢的检查。

(2)白带常规检查，包括真菌、滴虫、阴道清洁度及细菌性阴道病检查。

(3)阴道式B超检查，妇科检查新技术主要用于子宫内膜疾病、宫颈疾病、子宫肌瘤、卵巢肿瘤的诊断，以及怀孕早期胚胎发育状况的检查。

(4)宫颈刮片是目前广泛筛查宫颈癌最简便有效的诊断方法。TCT是较宫颈刮片防癌普查更精确的方法。

(5)乳腺透照电脑近红外线扫描是目前乳腺检查的最新仪器，它是利用近红外线摄像方法来发现许多肉眼看不到的病变，便捷、高效、无痛。

(6)弓形虫病毒、风疹病毒、巨细胞病毒、单纯疱疹病毒(TORCH)检查。TORCH是指一组病原微生物的英文名称缩写。T——弓形虫，O——其他病原微生物，R——风疹病毒，C——巨细胞病毒，H——单纯疱疹病毒Ⅰ型和Ⅱ型。这组病原体常可通过胎盘传给胎儿，引起围生期感染，导致流产、死胎、早产、先天畸形和智力障碍等各种异常结果,因此受到广泛关注。TORCH 感染的抗体检查在许多地区已作为孕期检查的常规项目。

(7)血型鉴定(包括 RH 血型)。

(8)微量元素检测(自己定,可以做也可以不做)。

5. 停止避孕后多久可以怀孕?

相爱的两个人在步入婚姻的神圣殿堂,度过了一段时间甜蜜的两人世界后,是不是开始计划想要一个健康聪明的宝宝,升华赤诚之爱,见证永恒之情。生命的孕育,是一项很奇妙的事情。开始只是一粒小小的种子,在妈妈的子宫里经过不断地吸取养分,它那顽强的生命力就开始慢慢地勃发、成长,直至长成一棵大树。生命的孕育,当然是一项很伟大的工程,需要夫妻双方精心准备。在准备怀孕之前双方需要进行一系列检查,排除一些慢性病、感染性疾病及其他对生育有影响的疾病。如果双方身体健康、状态良好,就可以停止避孕,开始"造人计划"了。那么,停用避孕方法后多久才能怀孕呢?

(1)屏障避孕方法:屏障避孕方法主要指避孕套、避孕膜、宫颈帽或避孕海绵等避孕方法。其避孕原理是不让精子和卵子有亲密接触的机会。如果使用的是避孕套、避孕膜、宫颈帽或避孕海绵等屏障避孕方法,停用后马上就能怀孕。

(2)杀精子剂:杀精子剂目前用得较多的有乐乐醚避孕胶胨、爱侣避孕栓、妻之友避孕栓、避孕药膜。其避孕原理主要通过破坏精子表面的物质,使之失去活性;还有一些是通过阻挡精子前进,避免和卵子接触。如果用的是这种避孕方法,那无论何时想怀孕,停用它就可以了。

(3)短效口服避孕药:短效口服避孕药指的是复方口服避孕药

0号、复方口服避孕药1号、复方口服避孕药2号、复方左炔诺孕酮、复方左炔诺孕酮三相片、复方去氧孕烯(妈富隆)、复方孕二烯酮(敏定偶)、复方醋酸环丙孕酮(达英-35)。其避孕原理是通过几个环节作用达到避孕效果:抑制卵巢排卵;使宫颈黏液变得黏稠,阻止精子从宫颈进入;抑制子宫内膜的生长,使受精卵不能种植(如同贫瘠的土地上,即使播下种子,也会颗粒无收)。

从20世纪60年代口服避孕药问世以来,口服避孕药是否会对遗传和后代产生不良影响,一直是研究和争论的焦点。有报道,口服避孕药会增加染色体畸变率,尤其是染色体断裂率显著增高。连续服药或停药几个月内受孕者的自然流产率增高,并且这些流产儿的染色体畸变率高。有学者采用淋巴细胞培养法这种特殊方法进行研究,并没有发现口服避孕药者的生殖细胞内染色体有什么异常改变。

英国对5 500名服药妇女进行观察,未发现口服避孕药对下一代的不良影响,其畸变率、流产率并未增高。可见,用口服避孕药不会造成先天性疾病。因此认为,从停药到受孕的时间长短,似乎并没有什么关系。现有已经有许多研究证明,服药时意外发生怀孕的妇女,或是以前服用过口服避孕药的妇女生下来的宝宝与没有服用口服避孕药的那些妇女的宝宝相比,发生出生缺陷的概率并没有增高。

在我国,最早使用的口服避孕药剂量较高,所以当时制定的标准是停用口服避孕药6个月后再怀孕比较妥当。从1967年起,减量的口服避孕1号、2号在全国进入临床使用。鉴于目前国内广泛采用的短效避孕剂量仅为原始剂量的1/4,一般认为还是相当安全的。

虽然目前口服避孕1号、2号的说明书上还是注明需停药6个月后才能怀孕,但是资料显示,在停用这些药物6个月内怀孕的妇女中,出生的孩子的畸形率与未用药者的畸形率比较,两组无明显差别。不过，如果真有这种情况，最好向优生专家咨询，可以结合个人其他情况，作出综合判断。

对于第三代的口服避孕药，如复方去氧孕烯（妈富隆）、复方孕二烯酮（敏定偶）、复方醋酸环丙孕酮（达英-35），停用的次月即可怀孕。但是从优生的角度而言，建议间隔2～3个月后，让卵巢的排卵功能和子宫内膜恢复良好后再怀孕。

（4）宫内节育器：宫内节育器也就是通常所说的"环"。其避孕原理就是放在子宫内，作为人体内一种与身体组织完全不同的东西，使子宫腔和输卵管的内环境发生一系列变化，影响精子的活动，使之难以和卵子会合；即使能会合（受精），受精卵不能或不容易在子宫内"安家落户"和生长发育，从而起到避孕作用。一般说来，宫内节育器取出后，子宫腔和输卵管的内环境很快就能恢复到原来的状态。怎么才能知道体内的内环境是否已恢复到原来的状态了呢？其实很简单，只要观察一下取出宫内节育器后第1个月的月经情况就可以了。如果月经的时间和量与未放置宫内节育器前差不多，那说明情况较好，就可以准备怀孕了。如果月经淋漓不净或量很多，为了使宝宝有个温暖的小巢，最好到医院检查一下，看子宫腔内有无异常情况。

（5）皮下埋植剂：现在使用的皮下埋植剂为左炔诺孕酮硅胶棒。这些硅胶棒上有许多微小的孔隙，埋植后药物以恒定的剂量缓慢释放。其避孕原理是皮下埋植剂通过几个环节作用达到避孕效果，即影响卵泡的发育或卵泡发育不全；使宫颈黏液变得黏稠，阻止精子从宫颈进入；抑制子宫内膜的生长，使受精卵不能种植。取出皮下埋植剂后，左炔诺孕酮在96小时后从血浆中清除，所以在月经正常后，就可以怀孕了。

在停止避孕，准备接受怀孕的时候，千万不要忘记了，最好做全面的身体和孕前检查，详细了解子宫，体内激素，排卵情况，宫颈和阴道、生殖系统炎症等，如果一切正常，男方也正常，那就安心迎接健康宝宝的到来吧！

 引起胎儿发育异常的因素有哪些？

胎儿的质量取决于早孕期准父母的身体健康状况及生活工作的环境等。如果准妈妈在此时期有下列情况，可能会影响胎儿的发育，甚至使胎儿发生畸形。

(1)健康状况不佳：如准妈妈有糖尿病，血糖未控制好即怀孕，或疾病急性期怀孕，都会影响胎儿的健康发育。

(2)服用药物不当：不慎服药，是导致胎儿畸形和先天缺陷的重要因素。但准妈妈患病均应及时治疗，因为不少药物对胎儿是安全的，需要在就诊时向医生说明自己已怀孕，并在医生的指导下用药。在不知妊娠时服了多种药物，应请医生分析这些药物是否有害、服药的剂量及时间长短。

受精后2周内用了不该用的药不必过于紧张，这个时期药物对胎儿的影响虽然是最大毒性期，会造成胚胎死亡流产，但通过修复继续发育不会造成影响，因此可以听其自然。若有流产症状不必过分保胎，若无症状则可不必忧虑。

停经4～9周期间则属"致畸高度敏感期"，此期间用了不该用的药应具体分析，可向医生咨询。

(3)急性感染：患有急性感染性疾病，如肝炎、结核等，毫无疑问应终止妊娠。要注意性传播疾病，如艾滋病、梅毒、淋病等均有增加趋势。

(4)高热：无论何种原因致高热状态，对胚胎和胎儿均不利，尤其对胎儿神经系统的影响。病毒性感冒致高热最为常见，流感病毒对胎儿的危害尚无肯定，若体温高达39℃或更高，尤其持续时间长，均对胎儿不利。常用的中药感冒药和对乙酰氨基类退热药，如百服宁、柴胡均可使用。其他的高温环境如桑拿浴也不适合早孕女性。

(5)特殊工作环境:包括接触放射线、室内装修、吸烟、酗酒,以及特殊的工作环境等。

(6)未适应妊娠变化:年轻女性一旦怀孕,全身都在发生变化。作为准妈妈意味着一种责任——呵护自己的下一代;一种付出——承担心理和生理上的变化和负担。为了小宝宝的生长发育,准妈妈要及时转换角色适应妊娠变化。

7. 放射线对胎儿有什么影响?

与正常人一样,孕妇有时难免要与 X 线打交道,在受孕初期,孕妇如接受过量的放射线照射,有可能使受精卵死亡。X 线也能诱发基因突变,造成染色体异常,从而使胚胎发生各种各样的畸形。故在胚胎 6～12 周内,孕妇不宜进行放射线照射检查,因为此时正值器官迅速分化发生期,胚胎的各种组织在逐步演变成不同器官系统,对放射线及各种有害因素都异常敏感,极易发生畸形,严重时可导致胚胎死亡。还有,在胎儿生长的早期接受了放射线,亦可使胎儿生长受限,表现为出生时体重较实际胎龄小。妊娠中期以后,胎儿的大多数器官已基本形成,放射损伤较小,但能引起明显的外观畸形。并且此时期胎儿的生殖、牙齿、中枢神经系统——脑和脊髓仍在继续发育,因而受 X 线影响可能会发生功能障碍和智力低下。

孕妇患病后是否要接受 X 线检查,可以从下面几方面考虑。

(1)能避免的尽量避免:孕妇应主动向医生说明情况,尽量避免一些常规的 X 线检查,尤其是在怀孕头 3 个月。

(2)必须要检查的尽可能晚些进行:X 线是诊断胎儿骨骼发育异常的有效手段,当怀疑胎儿可能患这类疾病时,X 线检查应放在怀孕 5 个月以后进行,此时胎儿的骨骼发育已比较成熟,易于识别。

（3）注意照射的部位：对于必须要做 X 线检查的孕妇，检查时应尽量避开腹部的照射，只照局部。

（4）宁可摄片不透视：一般人认为，透视比较简单，受射线辐射也少，其实不然。一次透视所受的 X 线剂量远远超过摄一张胸片所受的剂量，因此在必须接受 X 线检查时应采用摄片检查方法。

8. 什么是遗传？

俗话说得好，"种瓜得瓜，种豆得豆"。"龙生龙，凤生凤"。遗传是生物界的普遍现象，一个物体的个体产生同一物种的后代，每一物种的个体都继承前代的各种基本特征。概括地说，所谓遗传，就是父母（亲代）通过生育过程把遗传物质（基因）传递给子女（子代），使后代表现出同亲代相似的性状，如体态、相貌、气质、音容等。

在人类，由于遗传，"子性类父"，儿女很像父母。但我们未曾见过谁的孩子和父母长得完全一样，兄弟、姐妹之间也没有长得完全一样的，即使是一对孪生兄妹，外人看上去分不出他们的不同，但亲近的人却能分辨出他们的细微差别。所以遗传保证了物种的延续，而这种延续又不是简单的复制，这种生物个体之间的不同样性或人类子代与亲代，子代与子代之间的个体差异称之为变异。

遗传不能一下发生很大的变化，变异也并不能都传代。人类的许多变异属于正常生理范围，如高矮、胖瘦、血型等。有些变异可能引起不同的病理过程而表现为遗传性疾病。遗传性疾病并不一定是生下来就表现出来的。例如，如精神病，要到一定年龄才表现出来，遗传性舞蹈病要到 30～40 岁才出现症状。有严重遗传性疾病的胚胎或胎儿往往发育不正常，容易夭折，即使活到出生，也会有先天异常的表现。

9. 遗传性疾病有哪些特点？

(1)遗传性：患者携带的致病基因将会通过后代的繁衍而继续遗传下去，给人口素质带来不可低估的危害。国外报道过一个典型的例子，在一个喀里卡克家族中，大马丁的上三代遗传素质是优良的，未发现有什么异常。后来大马丁与一个低能的女子结婚后，所生的小马丁及其下四代 482 人中有 143 人低能，就是其余的 339 人，也是不良基因的携带者，而且还会继续向下扩散。而大马丁与另一智能正常的女子结婚后生下的五代 496 人，全部正常，无一低能。可见，遗传病具有很强的遗传性。

(2)家族性：19 世纪英国维多利亚女王家庭就是一个著名的血友病家庭。在女王的后裔中，血友病患者屡见不鲜，并通过携带致病基因的女儿与其他皇族的联姻，将血友病传给了欧洲的一些皇族，由此出现了一系列的血友病患者和血友病基因携带者。这是这一家族的灾难性悲剧。

(3)先天性：大多数遗传病婴儿一来到人世，就已经是个遗传病的"老病号"了。少数遗传病的孩子出生时是正常的，但到一定的年龄时便会出现临床症状。如先天性肌紧张，一般在青春期发病；遗传性舞蹈症则要到 30～40 岁时才开出现临床症状。尽管是出生后多年才发病，但祸根却是在精卵结合的瞬间就已种下。所以说遗传病都具有先天性。

(4)终身性：多数遗传病都很难治愈，具有终身性的特点。目前虽然可以采用一些措施，改善某些遗传病患者的临床症状或防止发病，如蚕豆病患者不接触蚕豆花粉，不吃蚕豆，也不服用有关药物，就可避免发病。但致病基因并未彻底根治，仍可通过生殖将有害基因传给下一代。现有技术还无法使异常的染色体或基因恢复正常，所以有害基因将在患者体内终身存在。

(5)患病率高:由于医学的发展,由环境因素引起的传染病、感染性疾病和流行病在人群中的患病率逐渐降低,相比之下,遗传病的患病率则在逐渐升高。据世界卫生组织的报告,加拿大蒙特利尔儿童医院 1969～1970 年 1146 名 18 岁以下患儿中,与遗传有关的疾病相对患病率高达 30%。据统计,人群中大约 1/3 的人受遗传病所累,且有逐年增加的趋势。因此,再也不能说遗传是罕见之症,而是威胁人类健康的一类重要疾病,要引起足够的重视。

10. 遗传性疾病可以防治吗?

以前,人们认为遗传病是不治之症。近年来,随着现代医学的发展,医学遗传学工作者在对遗传病的研究中,弄清了一些遗传病的发病过程,从而为遗传病的治疗和预防提供了一定的基础,并不断提出了新的治疗措施。遗传病的治疗主要有以下几种方法:

(1)饮食治疗:某些遗传病可通过控制饮食达到阻止疾病发生的目的,从而收到治疗效果。如苯丙酮尿症的发病机制是苯丙氨酸羟化酶缺陷,使苯丙氨酸和苯丙酮酸在体内堆积而致病,可出现患儿智力低下或成为白痴。可是如果诊断准确,最好在出生后7～10 天开始着手防治,在出生后 3 个月内,给患儿含低苯丙氨酸的饮食,如大米、大白菜、菠菜、马铃薯、羊肉等,则可促使婴儿正常生长发育。等到孩子长大上学时,再适当放宽对饮食的限制。又如,我国长江以南各省均有 5% 的人患遗传性葡萄糖-6-磷酸脱氢酶缺乏症,临床表现为溶血性贫血,严重时可危及生命。这类病人对蚕豆尤其敏感,进食蚕豆后即可引起急性溶血性贫血,故又称"蚕豆病"。对这类患者应严格禁食蚕豆及其制品。同时,这种病还可引起药物性溶血、感染性溶血和遗传性非球形细胞溶血性贫血等,故平时用药必须慎重。

(2)药物治疗:药物在遗传病的治疗中往往起一定的辅助作

用，从而改善患者的病情，减少痛苦。主要是对症治疗，如服止痛药以减轻患者疼痛；还可以改善机体代谢，如肝豆状核变性，主要是体内铜代谢障碍，使血内铜的水平升高，导致胎儿畸形，可以服用促进铜排泄的药物，同时限制食用含铜的食物，以保持体内铜的正常水平，而达到良好的治疗效果；还有些病如先天性低免疫球蛋白血症，可以注射免疫球蛋白制剂，以达到治疗的目的。

（3）手术治疗：手术矫治指采用手术切除某些器官或对某些具有形态缺陷的器官进行手术修补的方法。如球形红细胞增多症，由于遗传缺陷使患者的红细胞膜渗透脆性明显增高，红细胞呈球形，这种红细胞在通过脾的脾窦时极易被破坏而引起溶血性贫血。可以实施脾切除术，脾切除后虽然不能改变红细胞的异常形态，但却可以延长红细胞的寿命，获得治疗效果。对于多指、唇裂及外生殖器畸形等，可通过手术矫治。又如，狐臭也是一种遗传病，但只要将患者腋下分泌过旺的腺体剜掉，即可消除病患。

（4）基因疗法：基因治疗遗传是一种根本的和有希望的方法。人类的遗传物质，也可以像"虾子向蚯蚓借眼睛"的故事一样，向别的生物借用，即向基因发生缺陷的细胞注入正常基因，以达到治疗目的。基因治疗说起来简单，可事实上是一个相当复杂的问题。首先必须从数十万基因中找出缺陷基因，同时必须制备出相应的正常基因，然后将正常基因转入细胞内替代缺陷基因，并能够进行正常的表达作用。此治疗方法，目前还处在研究和探索阶段之中。

值得特别提出的是，在基因疗法还没有彻底研究出来的现阶段，遗传病中能够用上述几种简单方法进行治疗的，毕竟只是少数，而且这类治疗只有治标的作用，即所谓"表现型治疗"，只能消除一代人的病痛，而对致病基因本身却丝毫未触及。那些致病基因将一如既往，按照固有规律传递给患者的子孙后代。

因此，对于大量无法根治的遗传病，应当采取积极措施，重点是预防遗传病的发生。而遗传病的预防，主要通过人为的方法降低或杜绝遗传病的发生和传播。应加强遗传咨询,普及有关遗传病的知识,采取预防措施,检出致病基因的携带者,从而避免或减少遗传病患儿的出生。

11. 什么是植入前遗传学诊断?

　　遗传性疾病已经成为威胁人类健康的主要疾病之一。在很多遗传疾病没有找到一种有效的治疗方法之前,用产前诊断技术预防遗传病患儿的出生,是达到减少乃至杜绝遗传病发生的主要途径。20世纪60年代以来,羊膜腔穿刺技术、绒毛膜取样技术已经常规地应用于围生儿监测,有效地减少了遗传病患儿的出生,同时产前诊断技术本身也得到了不断的发展,主要表现在两个方面:无创性产前诊断及植入前遗传学诊断(PGD)。PGD指对配子或移入到子宫腔之前的胚胎进行遗传学分析,去除有遗传缺陷的配子或胚胎。它可以有效地避免传统的产前诊断技术对异常胚胎进行治疗性流产的要求,因而受到广泛关注。

　　1989年,英国 Handyside 成功地用聚合酶链反应(PCR)技术分析卵裂球的性别构成,完成了世界上第一例 PGD 诊断,开创了产前诊断的新纪元。进入20世纪90年代,植入前诊断技术有了飞速发展。1994年,Moe 用荧光原位杂交(FISH)技术,在植入前诊断染色体非整倍体及胚胎性别获得成功。此后,多重 PCR、荧光 PCR、多色 FISH 等技术,特别是1999年以来开展的间期核转换技术,全基因组扩增,比较基因组杂交技术相继用于 PGD,进一步促进了该技术的研究和应用。

　　目前在全世界范围内,已有18个国家,50多个 PGD 中心在从事相应的研究,已经分娩的100多例新生儿发育良好,初步证实PGD 是一种安全、可靠的产前诊断技术。我国现已有7个中心,共进行超过了150个 PGD 周期,分娩了30个健康的婴儿。

12. 决定胎儿性别的因素是什么?

生男生女,自古以来就是人们很关注的问题,特别是在提倡一对夫妇只生一个孩子的今天,人们对此倍加关心。那么,生男生女是如何决定的呢?

人体细胞的染色体具有 23 对,其中 22 对为常染色体,一对为性染色体。性染色体有两种:即 X 染色体和 Y 染色体。女性的一对性染色体是两条大小形态相同的 XX 染色体,男性的一对性染色体则不相同,一条是 X 染色体,一条是较小的 Y 染色体。在精子和卵子形成时,经过两次减数分裂,每个精子和卵子就具有 23 条染色体,包括 22 条常染色体和一条性染色体。

由于女性的性染色体是 XX,只能形成一种卵子,即含一条 X 染色体的卵子;男性性染色体是 XY,可形成两种精子即含 X 精子或含 Y 精子。含 X 精子与卵子结合形成 XX 合子,发育成女孩;含 Y 精子与卵子结合形成 XY 合子,发育成男孩。在受精时两种精子与卵子结合是随机的,其机会均等,也就是说形成 XX 合子与 XY 合子的机会各有 50%。因此,下一代中男女性比例大致相等。

上述决定性别的 X-Y 机制,有两大特点。

(1)性别是在受精(受孕)的那一瞬间就决定了的:此后孩子的遗传性别就无法改变,无论孕妇服多少中药、西药或请"圣人"换胎都无济于事,且可能导致胎儿畸形或危及孕妇生命。我们在门诊曾几次遇到怀孕后怕是女孩,孕早期服中药"换胎",结果生出的孩子却是畸形。

(2)在人类性别上起决定作用的是精子:一个卵子发育成男孩或女孩,取决于使之受精的精子是含 Y 染色体,还是 X 染色体,因此生了女孩时责怪女方是毫无根据的。男方每次射精排出几亿个精子,其中含 X 和 Y 精子各半,至于是哪种精子受精,完全是随机的,不以人的意志为转移的,不应责怪任何一方。

人类对生殖细胞的长期研究和实验,发现决定性别的关键是男性的 X 型精子和 Y 型精子。它们有不同的特性:X 型精子活动力弱,"行动"慢,但生存时间较长,而 Y 型精子活动力强,游动性快,寿命稍短一点;X 型精子喜酸性环境,Y 型精子则喜碱性环境。

迄今为止,人类基本上还无法控制生男生女。从宏观的角度看,也不应干预生男生女,大自然早就安排好了人类性别男女大体上各占一半,以便让他们长大以后正好配对,相爱成婚,生儿育女,人类社会就是这样周而复始,不断向前发展的。

13. 生男、生女能自己选择吗?

女性的阴道一般呈酸性,若在高潮时分泌碱性物质,则较适合 Y 精子生存,想生男孩者必须注意;想生女孩者则应维持体内的酸性环境。饮食控制是将食物分为酸性、碱性和中性,男性多吃酸性食物,女性多吃碱性食物,可以帮助生男孩;而男性多吃碱性食物,女性多吃酸性食物,则对生女孩较有利。酸性食物:奶、蛋、鱼、肉类(如牛肉、鸡肉、猪肉、鱼肉);酸味水果:如番茄、橘子、草莓、葡萄、凤梨、苹果;碱性食物:豆类(如青豆、大豆、红豆、豆腐)、青菜、莴苣、马铃薯、竹笋、洋葱、香菇、花菜、海带、麦粉制品、牛奶、茶等。

14. 患慢性疾病的妇女能否生儿育女?

患有慢性疾病的妇女在疾病急性发作或病情较重时不宜生儿育女,最好在慢性疾病治愈后生儿育女,怀孕期间应到医院定期检查,在医院妇产科医生指导下分娩,这样能尽量避免疾病对孕妇及胎儿的危害。

(1)糖尿病:糖尿病对母儿影响较大,轻症糖尿病无心、肾损害的年轻妇女可怀孕，有心、肾损害、年老体弱者不宜妊娠。受孕前1个月应控制好血糖，因妊娠常使病情加重。

(2)心血管疾病：心功能不好者不能妊娠。

(3)慢性肾病：取决于肾功能受损程度及有无高血压。肾结石、肾盂肾炎而肾功能良好者、先天性畸形肾而肾功能良好者可怀孕，但孕期必须严防感染以免导致早产、死胎，定期查尿常规，做尿培养。

(4)甲状腺疾病：轻症或治疗后已经控制或经手术治愈的甲状腺功能亢进者可怀孕。重症者或不能有效控制者禁止怀孕，因对母儿均不利，易发生甲亢危害、流产、早产、死胎、妊娠高血压多见，难产也多见。孕前必须充分治疗和监护，才可以安全孕产。单纯甲状腺肿可以怀孕，良性甲状腺瘤及分化好的早期乳突状癌也可以怀孕。

(5)肝病：妊娠对肝病有较大的影响，怀孕后可使本来有病的肝脏负担加重，能否妊娠应看肝功能损害轻重而定。早孕期患急性肝炎经治疗后应进行人工流产，因乙肝有母婴传播可能。

15. 患心脏病的妇女可以怀孕吗？

怀孕后的女性会加重心脏的负担，所以，怀孕会使心脏病更严重，或者会使心脏病发病。通常说来，一些诸如孕妇或胎儿死亡的严重问题，都会在心脏病严重的女性的怀孕前发生。大约有 1% 患有心脏病的女性会因为怀孕而死亡，大部分都是因为心力衰竭。

患有心脏病的女性怀孕容易死亡是因为在怀孕期间心脏需要运转得更快，所以患有心脏病的女性在孕期会变得更容易疲劳，因此要限制她们的活动。不过，很少有患心脏病的女性是在怀孕早期被建议做人工流产的。而患有心脏病的女性在分娩的过程中也是有很大危险的。在分娩后，患有心脏病的女性在 6 个月内都不能脱离生命危险,要根据其心脏病的严重程度来决定监护时间。

有心脏病的女性怀孕后也会影响到胎儿,有可能会出现早产。患有心脏病的女性也可能会把心脏病遗传给她的孩子。在孩子出生以前,利用超声波扫描法可以查出一些心脏缺陷。如果患有严重心脏病的孕妇心脏又突然恶化了的话,那么可能会导致胎儿死亡。所以,孕前早已有过心力衰竭,心脏已扩大,有心律失常,或有心内膜炎,妇女年龄已过大(超过35岁)等情况,妊娠后发生问题的机会就会大得多。妊娠期发生的心功能代偿失调往往比非孕期更为严重,医生也难于处理,有时对母儿生命造成威胁,因此有心脏病的妇女如果计划妊娠,一定要先去心脏专家处就医,做全面检查,认真评估心脏状况,只有在心脏专家的许可和严密的观察下才能妊娠。

患有心脏病的育龄妇女有以下情况,原则上不宜怀孕。

(1)心功能在三级以上。

(2)风湿性心脏病伴有活动性风湿热、心包炎和难以控制的心房纤维颤动。

(3)心脏明显扩大或有过脑栓塞者。

(4)曾经发生过心力衰竭或合并慢性肾炎、高血压、重度贫血等疾病。

以上情况如已怀孕,应尽早到医院由有经验的医师做人工流产。

16. 患高血压病的妇女可以怀孕吗?

患有高血压病的妇女怀孕后,不仅会加重病情,而且对胎儿的生长发育有很大影响。高血压是一种有遗传倾向的疾病,很多人虽然年轻,但可能已患了高血压,因此计划妊娠的妇女,尤其是有家族高血压病史者,一定不要忘记测量血压。如果已经知道自己有慢性高血压,在要孩子之前,需请心血管专家进行全面检查,以决定能否妊娠,妊娠前高血压的状况,心、肾是否受到影响,眼底有无异常,对妊娠是否能成功很重要。高血压病患者如果怀孕,容易出现妊娠高血压综合征,而且会成为重症。有慢性高血压的妇女在怀孕后期,很难控制血压的急剧变化,有时血压很高,容易发生子痫或脑出血。同时,慢性高血压患者伴有血管痉挛和血管狭窄,会使母体对胎儿营养供应受到影响,易发生胎盘早期剥离,造成死胎。要在系统治疗后,血压指数正常或接近正常后,在听取医生意见之后再考虑怀孕。

患有早期高血压病的妇女,妊娠后有 30%～40% 在妊娠早期及中期血压降到正常,到妊娠 7 个月血压又逐渐升高。没有明显血管病变的早期高血压患者,只要在孕期认真检查监护,一般都可以怀孕。

有眼底血管明显痉挛或硬化的高血压病孕妇,妊娠晚期容易并发妊娠高血压综合征,这将加重血管痉挛,影响子宫血流量,胎盘绒毛缺血,使胎盘功能减退,胎儿在宫内缺氧,发育停滞,导致婴儿体重小于孕龄体重,严重时可导致死胎。另外,胎盘绒毛缺血严重时,可导致绒毛坏死、出血,引起胎盘早期剥离,这是一种严重并发症,直接威胁母婴生命。所以,患这种高血压病的妇女不可怀孕。

患有高血压病的妇女,计划怀孕时,要认真检查,与医生共同决定是否可以怀孕,切不可盲目怀孕。

17. 肾炎对妊娠有什么危害?

慢性肾炎是以双侧肾小球慢性弥漫性或局灶性炎症改变为主的肾小球疾病。其临床起病隐匿,病情迁延、进展缓慢,最终将发展成慢性肾衰竭。临床以水肿、高血压、蛋白尿、血尿及肾功能损害为基本表现,如果病理类型及病期不同,主要表现也可多样化。有人认为患慢性肾炎的妇女不能生孩子,否则可能会有生命危险,这虽然有道理,不过也应视肾炎的类型、病情的轻重、肾功能情况而决定。

慢性肾炎什么情况下不适合生育呢? 一般而言,慢性肾炎活动期、慢性肾炎伴有严重高血压、慢性肾衰竭的妇女不宜生育,因为休养对治疗慢性肾炎有重要意义。妊娠可使病情迁延不愈,甚至病情恶化,肾功能急剧减退。

慢性肾炎活动期,即尿中除蛋白外,还有较多的红细胞、白细胞、管型,检验可见血中补体 C3 降低,表示病情不稳定,免疫反应还很活跃,此时妊娠如火上浇油,促使病情恶化。慢性肾炎有大量蛋白尿者不宜妊娠,妊娠可促使血浆白蛋白下降,导致严重水肿,血容量增加,使血压升高,可导致心力衰竭。患者血压高于 20.0/13.3 千帕(150/100 毫米汞柱)者不宜生育,这种病人妊娠易发生妊娠高血压综合征,可引起高血压性脑病、子痫、死胎,也可引起心力衰竭、急性肾衰竭,而且产后大出血的发生率也很高。

慢性肾炎伴有慢性肾衰竭者不宜生育。肾衰竭的妇女妊娠后,肾脏可能会不堪重负而加重肾衰竭、产生尿毒症,危及生命。

肾炎患者妊娠时要注意以下事项:有些临床症状较轻的肾炎病人,如慢性隐匿型肾炎,仅有少量蛋白尿,无高血压,无肾功能减退者,在严密医疗监护观察下可允许妊娠。这些患者必须定期检查尿常规、测血压、查肾功能,尤其在妊娠后期应每周查 2 次尿常规,每天测量血压,每 1~2 周查 1 次肾功能。如果有尿蛋白大量增加、血压明显升高趋向,肾功能有减退,应及时中止妊娠。

慢性肾炎患者妊娠后,要更加注意生活调理,保证足够的休息与睡眠;要合理饮食,保证营养,补充足量维生素,以增强体质,减少感染机会;要注意防寒保暖,预防上呼吸道感染,注意会阴部清洁,避免性生活,减少尿路感染机会;还应注意皮肤清洁和及早医治龋齿。

慢性肾炎孕妇如有水肿、血压升高,应严格限制食盐摄入量,保证休息,补充蛋白质和人体必需的氨基酸,纠正低蛋白血症。如有血压升高,应选用对肾血流量无明显影响的降压药物,如硝苯地平、卡托普利等。要避免使用对肾脏有损害的药物,如庆大霉素、链霉素、卡那霉素、磺胺类药、阿司匹林等。

由于慢性肾炎患者患病时间长,病情常反复,又缺乏有效治疗方法,使得不少患者容易烦躁不安、悲观失望,甚至产生自暴自弃情绪,这会直接损害患者身心健康,影响病情。因而,和睦的家庭生活、夫妻间的关心体贴非常重要,丈夫应该帮助妻子正确对待疾病,保持乐观情绪,注意预防感染、劳逸结合、生活规律,性生活应有节制,避免过度劳累,从而有利于慢性肾炎的稳定与康复。

18. 患肝炎的妇女能怀孕吗?

目前肝炎分甲、乙、丙、丁、戊五种,都是病毒传染所致,肝炎病毒都能通过胎盘屏障感染胎儿,因此在肝炎没有治愈以前,最好不要怀孕,一旦怀孕,也应该做人工流产。

麻烦的是有些孕妇原来身体健康,怀孕后才感染了肝炎病毒,那怎么办呢?由于妊娠以后随着妊娠的进展,肝脏的负担越来越重,如果肝脏有病,则更加重了肝脏的负担而导致疾病的加重,甚至会再现肝衰竭。然而中止妊娠也增加肝脏的负担,如有感染,给肝脏带来的负担甚至比继续妊娠还重。所以何去何从只能看当时的情况了,其中主要取决于感染肝炎时的孕周及疾病的严重程度。

肝炎发生在妊娠早期:早期妊娠胚胎尚小,做人工流产安全,方便,可及时行人工流产术。肝炎发生在妊娠中期:此期胚胎长大,不能再做人工流产。若肝功能损害不明显,凝血功能无变化,可慎重地进行中期引产手术。如果病情较重,则不妨先治疗肝炎,待病情稳定再定。肝炎发生在妊娠晚期:不再考虑引产了,因为早产和足月产对产母的影响已无两样,此期应采取积极措施治疗肝炎,防止并发妊娠高血压综合征,注意营养,避免过劳,严密监视凝血及肝功能的变化,防止分娩期发生肝衰竭及弥散性血管内凝血(DIC)。

19. 患糖尿病的妇女可以生孩子吗?

一项新的研究显示,患有妊娠期糖尿病但未接受治疗的妇女,所生孩子发胖的风险是一般正常妇女所生孩子的 2 倍,如果这些妇女接受治疗使血糖值降到正常范围,其风险也会降到正常值。研究发现,患有妊娠期糖尿病而接受适当治疗的妇女,其所生的孩子发胖的风险和血糖正常孕妇所生的孩子相同。

研究结果显示,与孕期血糖正常孕妇所生的孩子相比,孕期血糖控制不佳妇女所生的孩子,在 5 岁和 7 岁时过重的概率为 89%、肥胖的几率为 82%;与此相反,患有妊娠期糖尿病但接受过适当治疗的妇女生下的孩子,过重或肥胖的风险不会比血糖正常孕妇所生的孩子高。

研究人员指出,有许多因素会导致儿童肥胖,但妊娠期糖尿病和未来体重之间的关系还需要更多研究来加以确认。不过,妇女怀孕期间进行适量的运动、健康饮食,以及使用胰岛素就能严格控制血糖值。

20. 患红斑狼疮的妇女可以生育吗?

系统性红斑狼疮好发于生育年龄的妇女,不影响妇女的生育能力。由于它可以引起一个或多个器官受损，对妊娠有不利影响，可能引起多次流产、胎死宫内、胎儿生长发育迟缓、早产、胎儿先天性心脏病等，而且，妊娠还可导致系统性红斑狼疮病情加重。所以，过去普遍认为系统性红斑狼疮是妊娠的禁忌证。如今，随着风湿免疫学的发展和产科监护技术的提高，人们对系统性红斑狼疮的诊治有了进一步的认识和提高，只要选择适宜妊娠时机和终止妊娠时机，即便患了系统性红斑狼疮，拥有健康宝宝也不再是一个梦想。

系统性红斑狼疮有活动期和稳定期之分。选择稳定期妊娠不仅对妊娠有保护作用，而且其妊娠期间疾病发作率也较低。以下情况适合妊娠：病情缓解12个月以上，即不服用泼尼松或每日服用泼尼松小于或等于15毫克，无病情活动征象，停用细胞毒药物（如硫唑嘌呤、环磷酰胺、甲氨蝶呤等）6个月以上；若有狼疮肾病，但血肌酐小于140微摩/升，尿蛋白24小时小于3克，血压低于17.3/12.0千帕（130/90毫米汞柱）；无重要脏器病变。

红斑狼疮患者怀孕后，应每月进行风湿免疫学检查及产科监护，同时在妊娠晚期进行妊娠评分。遇到以下情况一项或多项时，应及时选择阴道分娩或剖宫产终止妊娠，以最大限度地提高胎儿存活率。如狼疮病情严重，无论孕周多少，为保母亲安全，应及时终止妊娠。所谓病情严重即包括出现严重并发症，如心力衰竭、广泛性肺间质炎合并肺功能衰竭、重度妊娠高血压综合征，伴有红斑狼疮肾病者尿蛋白24小时大于5克，血清肌酐大于150微摩/升，经积极治疗无好转，病情继续恶化者。此外，还包括免疫学检查异常，各项辅助检查提示胎盘功能下降，而胎儿已成熟；胎儿在宫内有缺氧表现或出现胎儿生长受限，经治疗未见好转；妊娠晚期评分不良者。

21. 甲状腺功能亢进的妇女可以生育吗？

　　甲状腺位于人的颈部，在气管前方，是一块蝶形的腺体。正常情况下，它分泌适量的甲状腺激素以维持人体的新陈代谢。当某些原因使其产生过多的甲状腺素时，就会发生甲状腺功能亢进症（简称甲亢）。这种病是比较常见的一种内分泌疾患，各年龄段的人都可发生，以 20～40 岁女性最多见。

　　甲亢患者由于代谢紊乱，男性患者可出现少精、阳痿，女性患者多有月经过少、无排卵月经或闭经。因此，患者的生育能力降低，即使怀孕，也容易发生流产、早产和死胎。但是，经过适当的治疗后，甲亢患者的生育能力是可以恢复正常的。

　　甲亢患者是可以生育的，但怀孕前均需慎重，因为甲亢本身及大剂量治疗甲状腺药物会对胎儿产生不利的影响。如需生育，最好先在内分泌科医生的指导下，正规使用抗甲状腺药物，待病情平稳并维持用量较小时，再考虑怀孕。已经怀孕的甲亢患者，没有必要做人工流产或引产，可严格遵守医嘱，采取适当治疗措施，以保证母儿平安。

　　甲亢患者一旦怀孕，应避免做放射性检查，更不应做放射性碘治疗。平时应注意营养与休息，保证足够睡眠，多吃水果和蔬菜，不要吃海带、紫菜等高碘食物。另外，患者应力求情绪稳定。甲亢患者往往情绪急躁、多愁易怒，患者本人要注意控制自己。希望计划怀孕及已经怀孕的甲亢患者，应该用抗甲状腺药物治疗，而禁用放射性碘治疗。抗甲状腺药物中以丙基硫氧嘧啶最合适，若同时用小剂量甲状腺片，则可以减少新生儿甲状腺肿大的发生。抗甲状腺药物可以通过胎盘到达胎儿体内，引起胎儿甲状腺肿大及甲状腺功能减退。因此，应用抗甲状腺药物时应尽量以最小的维持量维持治疗，此时可考虑怀孕，且怀孕后对母儿也没有影响。另外,抗甲状腺药物可通过乳汁影响婴儿,产后仍用药者不可以母乳喂养婴儿。

长期应用普萘洛尔可使胎儿处于抑制状态,并增加子宫活动而延迟宫颈扩张。因此,应慎用此药。甲亢患者妊娠后,应尽量避免手术治疗。只有长期用药效果不佳或患者难以配合用药时,方可考虑在怀孕 4～6 个月时做甲状腺手术治疗。

22. 孕妇得了感冒怎么办?

妇女在怀孕期间,尤其在怀孕早期,免疫力较低,很容易受到病原体的侵害而患感冒。孕妇得了感冒后可导致两方面的影响:一是病毒的直接影响,病毒可以透过胎盘进入胎儿体内,有可能致先天性心脏病、唇裂、脑积水、无脑等畸形;二是病毒的间接影响,病毒的毒素,以及高热会刺激孕妇子宫收缩造成流产和早产,新生儿死亡率也会增高。

孕妇患感冒后怎么办呢?可采取以下办法:轻度感冒,仅有喷嚏、流涕及轻度咳嗽,平素身体健康,则不一定用药。但要充分休息,保证睡眠,多饮水,注意调节饮食,身体抵抗力提高了,感冒也就很快会自愈。出现高热、剧咳等症状时,应去就医。退热可用湿毛巾冷敷,40%酒精擦颈部及两侧腋窝,也可用柴胡注射液、感冒冲剂、克感敏、维生素 C 治疗。还要注意多饮水,多休息。如高热持续 3 天以上(39℃以上),病后应争取去医院做产前检查,了解胎儿情况。

23. 计划怀孕需提前做哪些准备?

一份详细的计划能让人做事有条理,遇事也能做到处乱不惊。想要宝宝也是一样,拟定一份详细的孕前计划,就能让夫妻双方为健康宝宝的到来做好充分的准备。

(1)孕前 10~7 个月的准备

①调整生活方式:准爸爸、准妈妈首先要戒烟、禁酒。酒精对男性生殖系统有毒害作用,使精子不正常;喜欢喝咖啡的准妈妈,也要把量限制在一天一杯之内,至于可乐等饮料最好让它从食谱中彻底消失,取而代之的是新鲜果汁或蔬菜汁;此外,准爸爸最好还是不要留胡须,哪怕嘴唇上下的胡须都不要放过,因为胡须会吸附空气中的灰尘和污染物,通过呼吸进入体内,影响"生产精子"的内环境,也可能在与妻子接吻时,各种病原微生物轻而易举地传染给妻子。

②全面体检:孕前做体检,评估一下自身的健康状况,是维护女性生殖健康、培育健康宝宝的最基本行动,可以去医院"计划生育科"或是妇科,请医生指导做相应的检查。如发现疾病,应尽快医治,以免服用的药物对日后怀孕产生不良影响。

③测体温、验精液:基础体温是女性清晨起床尚未活动时的体温,从月经到排卵前的这段时间,体温比较低。当开始排卵的时候,体温急剧升高,黏液分泌旺盛,表明是受孕的好时机。连续几个月的记录,可以检测出排卵的稳定程度。另外,让丈夫也去医院,在医生的帮助下,采集精液样本,分析精子的数量、移动性和活力,判断是否有足够的、高质量的精子。

④与宠物谨慎相处:带宠物去医院也做个体检,并检测一下弓形虫病抗体,如呈阳性,依旧可以把它留在家里。只是需要注意,从此以后将每月至少带宠物去医院检查一次,以确保百分百地安全。

⑤远离不安全环境:如果工作中经常接触化学物质、超强电磁波等,在准备受孕期间,要特别小心。尤其是准妈妈在生活中应尽量少接触染发剂;一天超过 8 小时以上的微机操作显然也是不健康的;在办公室应每隔 3 小时离开一下空调环境,去户外呼吸新鲜

空气。

(2)孕前 6~4 个月的准备

①精算出排卵日：为了提高受孕率，要算好排卵日。也就是月经来潮当日加上 15 天，如果平时月经周期不够准确，也可以按照预计下次月经来潮之日向前推 14 天的方法计算。

②选择受孕时机：专家们普遍认为 8 月份受孕、5 月份分娩比较科学。初秋时节，天气比较凉爽，各种富含维生素的新鲜瓜果、蔬菜，以及充足的肉、鱼、蛋、奶制品，为女性及时摄取并储备多种营养创造了有利条件。等到寒冬时节，准妈妈已经平安地度过了胎儿最易感染病毒的敏感期。临产时，正是凉热适宜的春末夏初，避免了宝宝出生后因为天气炎热而生痱子，也有利于新妈妈的饮食调理和身体恢复。

③与牙医"约会"：牙齿对怀孕有着特别重要的影响，尤其是牙齿原来就有龋齿等问题的时候，就应该及时修补。因为整个孕期，准妈妈都是不宜拜访牙科的，X 线的检查、麻醉药和止痛药等都会对胎儿不利。所以，应在孕前做个口腔保健，洗一次牙，确保牙齿健康，以免后患。

④开始有规律的运动：在进行至少 1 个月以上有规律的运动再怀孕，可促进女性体内激素的合理调配；确保受孕时，女性体内激素的平衡，与受精卵的顺利着床，并促进胎儿的发育和加强宝宝身体的灵活程度，避免怀孕早期发生流产；还能明显地减轻分娩时的难度和痛苦。晨跑、瑜伽、游泳等运动形式都是不错的选择，即便是每天慢跑和散步也有利于改善体质。运动可以不要求强度，但要注重坚持。

⑤养成好的膳食习惯：不同的食物中所含的营养成分不同，含量也不等，尽量吃得杂一些，不要偏食，养成好的膳食习惯，能确保今后自己和宝宝都健康。不妨在食物中首选一些含有优质蛋白质的豆类、蛋类、瘦肉、鱼等。其次是含碘食物，如紫菜、海蜇；含锌、

铜的食物,如鸡肉、牛肉、羊肉,以及有助于补铁的食物,如芝麻、猪肝、芹菜等,也应在饮食中增加获取;此外,足量的维生素也是不可偏废的,如新鲜的瓜果和蔬菜就是天然维生素的来源,特别是能降低无脑儿、脊柱裂等神经管畸形的叶酸,专家们普遍建议,准妈妈要提前补充。可以选择专为孕妇设计的爱乐维等复合维生素叶酸片,在使用的剂量和用法上就有更安全的保证。如果体重超常(偏瘦或偏胖),那么同样会使怀孕的机会大大降低。所以,体重问题也需要从这阶段开始有计划地进行调整。

⑥改变避孕方式:虽然新型的短效避孕药对母亲和意外妊娠胎儿的损害已大大降低,有些避孕药还称停药后马上就能按计划妊娠,但如果有提前生育的意向,医生还是会建议提前6个月左右停止使用避孕药,而改用避孕套等物理避孕方式或自然避孕法等。

(3)孕前3~1个月的准备

①调整性生活频率:在计划怀孕的阶段里,要适当减少性生活频率。准爸爸应通过增加健身的次数,以保证精子的数量和质量。

②考虑 TORCH 筛选:这是一项针对至少5种可能严重危害胎儿发育的宫内感染病原体而进行的筛选。主要是检测准妈妈体内风疹病毒、巨细胞病毒、弓形虫、单纯疱疹病毒等的抗体水平。根据检测结果来估算胎儿可能发生宫内感染乃至畸形、发育异常的风险,最大限度地保障生育一个健康的宝宝。

(4)孕前1个月~怀孕的准备:经过长时间的准备,夫妻双方的身体都处在孕育宝宝的状态了,现在就将进行最后的冲刺阶段。在这个月里,应尽可能地放松心情,放弃一切"防范措施"。为了增加"命中率",选个最容易中标的夜晚做爱,一个可爱而健康的"准宝宝"就可能会如愿以偿地落户于你的子宫。

(三)不孕不育

1. 什么是不孕症?

不孕症是指婚后同居,有正常性生活,未避孕达 1 年以上而未能怀孕者。根据婚后是否受过孕又可分为原发性不孕和继发性不孕。原发性不孕指从未妊娠过;继发性不孕指曾有过妊娠,以后 1 年以上未避孕而未再妊娠。根据不孕的原因可分为相对不孕和绝对不孕:相对不孕是指夫妇一方因某种原因阻碍受孕或使生育力降低,导致暂时性不孕,如该因素得到纠正,仍有可能怀孕。绝对不孕指夫妇一方有先天或后天的解剖生理方面的缺陷,无法纠正而不能怀孕。

2. 女性不孕的原因是什么?

造成不孕的原因女性占 2/3,以下原因可致排卵障碍:

(1)精神过度紧张:全身性疾病,如甲状腺功能亢进、多囊卵巢综合征、高泌乳素血症、高雄激素血症、卵巢衰竭等引起。

(2)输卵管不通畅或功能不良:常因炎症,结核或子宫内膜异位症,输卵管结扎术等引起。

(3)子宫因素:子宫内膜结核,宫腔粘连,子宫黏膜下肌瘤,子宫息肉,子宫内膜炎等影响受精卵着床。

(4)子宫颈因素:慢性宫颈炎,宫颈息肉,子宫口狭窄等。

(5)子宫内膜异位症:患者容易合并有不孕。

(6)原因不明:有 10% 的不孕夫妇经各种检查未能发现异常。

3. 男性不育的原因是什么？

（1）精液异常：如无精子、少精子症，活动力减弱，形态异常。男方少精或弱精症，即男方精子数目少于 2 000 万/毫升，活精率低于 50％，畸形精子多于 50％者。这类患者需借助助孕技术帮助生育。无精或死精症无法用自己的精子生育，必须借助他人精子。引起以上疾病的常见因素有：先天发育异常，如双侧隐睾，先天睾丸发育不全症；全身因素，如长期营养不良，吸烟，酗酒，精神过度紧张，性生活过频；局部因素，如腮腺炎并发的睾丸炎，睾丸结核，精索静脉曲张。

（2）妨碍精子运送：附睾及睾丸结核，阳痿，早泄。

（3）免疫因素：精子、精浆可以在体内产生抗自身精子的抗体，射出的精子发生自身凝集而不能穿透宫颈黏液。

4. 什么是人工授精？

人工授精就是将丈夫的精液经洗涤处理，去除精浆及精液中的死精子、白细胞、抗体等成分，选出质量好的精子在女方排卵期内通过导管注入宫腔内，有优选精子的作用；主要适合下列病人：中度少精、弱精症的患者；精液不液化；宫颈黏液或精液中有抗体；不明原因不孕，阳痿，早泄的病人；女方输卵管须通畅并有排卵。

5. 什么是试管婴儿？

自 1978 年人类历史上第一例试管婴儿在英国成功诞生后，经过 20 多年的研究，试管婴儿技术突飞猛进，人类在这一技术上有了很大的进步。如今无须做全身麻醉或住院，也能达到每周期35％～40％的妊娠成功率。试管婴儿有 4 个阶段的治疗过程。

第一阶段,控制性超排卵及卵泡监测。常用方法:使用超排卵的药物,利用未成熟卵子体外培养,利用自然排卵周期。

第二阶段,取卵和取精。取卵从早上 9 时开始,2 天前可确定确切的取卵时间。所有情况都是在轻微的血管麻醉下,经阴道式 B 超引导,将取卵针穿过阴道穹隆,直达卵巢吸取卵子。有时因为麻醉药反应患者可能会出现呕吐现象,所以应空腹取卵。取卵后休息观察 2～3 小时即可以回家。

取卵当日早上丈夫同时前来取精。取卵后 4～5 小时内,丈夫在取精室利用手淫法留取精液,接在消毒过的器皿内。若在取精室感觉取精困难,也可在其他地方取完后 1～2 小时内尽快送到医院。若取精实在是困难,也可提前几天取完后冷冻保存。

第三阶段,体外受精和培养。冷冻保存受精卵,未成熟卵子体外培养,显微镜显微操作术,卵子内圆形精子细胞直接注射法,囊胚期胚胎。

第四阶段:胚胎移植。宫腔内胚胎移植,输卵管胚胎移植。

6. 如何成功受孕?

在新婚期,丈夫应了解此时夫妻双方很劳累,不易马上要孩子。丈夫应与妻子商量,计划短期避孕,主动使用避孕套或采用其他方法。女性 18 岁以前和 35 岁以后怀孕会增加母亲和婴儿的危险,多次怀孕不利于妻子的健康,若妻子做了人工流产,至少应间隔 3 个月以后再怀孕。

夫妇一方患有生殖道感染,双方都应到医院检查、治疗,治愈后方可怀孕;患有严重疾病,如肝炎活动期、严重心脏病、肾病、高血压、糖尿病,要积极采取措施避免怀孕。

另外,烟草、药物、X线、酒精对妊娠会造成危害,甚至会影响后代的智商,夫妇双方在受孕前要避免接触,特别是丈夫要戒烟、戒酒。

在决定要孩子前,夫妇双方还要注意身体,保持良好的健康状况,如多吃富含营养的食物,适当锻炼等,丈夫应加倍关心、体贴妻子,要多注意夫妻双方感情的协调。

妇女在受孕前的3～12个月,丈夫应保持健壮的身体。一般说来,精神愉快、加强营养是必不可少的。此外,还应适当减少性生活,使精囊中贮存更多的高质量精虫。避免接触杀虫剂、二氧化碳,以及镉、镍、锌、汞、铅等有害物质。这类有害物质较多地侵害男性,可使其妻子非外力损伤性流产发生的机会增高。

对妇女来说,孕前准备更重要。凡患有病毒性肝炎、肺结核等疾病的妇女,应对疾病进行有效、彻底的治愈后才可考虑受孕。婚后较长时期服用避孕药,应在停药后6个月,以及放置节育环取环后观察3个月以上,无异常变化时才可受孕。其具体指征是:身体健康、精神状态良好,月经期和月经量、月经色状均基本正常,生殖系统无炎性病变。在这段时期,最好采用避孕套避孕。否则,因停服避孕药或取环所致的非常排卵及子宫膜受损时怀孕,胎儿就不能正常发育。

妇女有2次以上习惯性流产或早产者,应把受孕时间往后推移12个月以上。另外,孕前腹部接受X线照射者,亦应在2～3个月后受孕为宜。接触农药、杀虫剂、二氧化硫、铜、镉、汞、锌等有害物质过久,体内残留量一般在停止接触后6个月至1年以上才基本消除,此间也不宜受孕。当然,嗜烟的妇女更应该在戒掉烟酒3～6个月再怀孕。

二、孕期保健知识

（一）妊娠生理

　　怀孕，无疑是这个宇宙中最为普遍而又神圣的过程。想知道妈妈的卵子和爸爸的精子相遇、相知、相融后怎样共同塑造出一个生命的吗？这一部分将为你展开一幅生命的神秘画卷。虽然事实上孕期指的是从精卵相遇那一刻算起，到胎儿、胎盘娩出为止。但为了便于计算，通常是从最后一次月经的第一天算起，这样大约需要 266 天（38 周）。

1. 胚胎、胎儿的发育特征如何？

　　宝宝在怀孕开始的 8 周还属于胚胎，自第 9 周开始，直至分娩前才能叫胎儿。虽然整个怀孕的过程是连续而不可分割的，但为了说明不同时期的特征，人为地以划分 4 周为一孕龄。

　　4 周末，很难分辨这个小虫子似的东西是人还是别的什么，它甚至还有一条小尾巴。

　　8 周末，胚胎已经初具人形了，尾巴消失了，应用四维 B 超能够看到它的小小的眼睛、耳朵、鼻子、嘴巴、手指和脚趾，甚至心脏的搏动。

12 周末,外生殖器已经开始发育。此前的 3 个月称为早孕阶段,是各器官发育的重要时期。

16 周末,终于可以辨别胎儿的性别,头皮上长出了茸茸的头发,身上长出了茸茸的胎毛。妈妈们开始感觉到宝宝在做运动了。

20 周末,宝宝能吞咽和排尿了。这时开始可以用多普勒超声在妈妈的小肚子上听到宝宝怦怦的心跳声了。

24 周末,宝宝嫩嫩的皮肤上长出了皱纹,眉毛和睫毛也长了出来。

28 周末,体重终于到 1 000 克了,这以后早产的宝宝有一定的呼吸,能够啼哭,但是各个器官还没有发育完全,很容易患呼吸窘迫综合征。

32 周末,毳毛出生后加强护理是可以存活的。

36 周末,宝宝在妈妈体内长得胖胖的了,指甲也长到了指端,出生后能啼哭和吮吸,基本可以存活了。

40 周末,称为足月,体重达到了 3 000 克,各器官发育成熟,完成了妈妈体内的发育,准备来到这个世界了。

2. 胎儿有哪些生理特点?

宝宝漂浮在妈妈温暖的羊水里,它生存的环境与出生后有很大的差别,所以身体的各个系统、器官也都具有其特殊性,以便能够适应那样的环境。首先,胎儿在母亲体内是不吃、不喝、不呼吸,所以只能依靠母亲的血液循环系统,与其出生后相比可谓乾坤颠倒,氧气和营养物质无法从肺和小肠这样的正门进入体内,必然要走旁门左道喽,这个旁门就是脐血管,脐静脉带着富含氧气和营养物质的动脉血来到宝宝体内,通过肝脏后,有心脏泵到全身供其所需,然而这些新鲜的血液在进入各个器官前一路上不断收纳大量含有垃圾的静脉血,所以胎儿的体内是没有纯动脉血的,然而大自然亿万年的进化却让他们能够耐受这样"缺氧少粮"的状况,不能不说是一个奇迹。

然而,就在他(她)开始大声啼哭的一刹那,医生剪断了他(她)和母亲之间惟一的联系——脐带,一切都回归了本来面目。他(她)不得不用自己的肺呼吸,自己吃东西并吸收营养。

3. 胎儿附属物有哪些?

胎儿附属物包括胎盘、胎膜、脐带和羊水。

(1)胎盘:是联系母体与胎儿之间的重要、复杂、特殊的神奇器官。它由母儿双方的组织共同构成,是母儿之间真正血肉相连的部分,起着不可替代的作用。它为胎儿提供营养、分泌激素、阻挡外来异常物质的侵入,如同一道智能的城门,为哺乳动物孕育生命过程所特有。

足月胎儿体内的血容量是胎盘的 3 倍,每分钟约有 500 毫升胎儿血液流经胎盘,即胎儿体内所含血液,每分钟都要经胎盘循环一次。保持这个量至关重要,因为它是胎儿惟一的生命线。如果由于某些原因急剧减少了血液的流量,将会引起胎儿缺氧,甚至死亡,而慢性的减少则会引起胎儿生长发育的障碍,导致胎儿发育迟缓。

从某种角度上讲,我们可以把胎儿想象成一个在母亲体内种下的"癌瘤",胎盘的胎儿部分有着浓密的绒毛随着发育逐渐侵蚀母体子宫壁,破坏子宫壁内的血管,让母亲的血液能就此流入胎儿体内,滋养新的生命。然而,它在吸取母亲血液的过程中又会去其糟粕而取其精华,正是因为在绒毛的表面衬着称为合体细胞滋养层的过滤装置。而这些密的绒毛看似微小,如果能够把它们铺展开来,总面积高达 11 平方米,无怪乎它能够承担起母亲和胎儿之间惟一交通要道的重任,供养这颗神奇智慧幸福的"癌瘤"。然而,它的神奇之处还在于它的不扩散性和免疫相容性,胎儿和胎盘都同时拥有父亲和母亲的遗传物质,对于母体来说,可算是同种异体的移植物,但却既不会像癌瘤一样扩散,亦不会如移植物一样遭到排斥。所以,从微观角度分析,必然存在着一层功能性的屏障,它既防止了绒毛肆意生长扩散,又阻止了致命的免疫排斥。关于其内在的机制,科学家们提出了多种假说,当这层神秘面纱被揭开之时,我们不仅仅更加了解自己,了解生命的来龙去脉,也会找到攻克肿瘤和移植物排斥的秘匙。

(2)脐带:是胚胎脐部和胎盘间的条索状结构。足月胎儿脐带大约与胎儿等长,为40～60厘米,粗1.2～2.0厘米,脐带的长度与羊水多少和胎儿在羊水中的活动有关,胎儿活动多的脐带一般较长。作为胚胎与母体进行物质交换的重要通道和惟一的桥梁,脐带内包有两条脐动脉和一条脐静脉。脐静脉将丰富的氧气和养料输送到胎儿体内,脐动脉则将代谢废物和二氧化碳送至胎盘,渗入母血排出体外。

(3)羊水:胎儿自由漂浮在羊水中,有人说胎儿天生就会游泳,有人却不以为然。因为此时的胎儿并不会用肺呼吸,它的全部氧气都来自母亲通过脐带输送的新鲜血液。那些水下分娩的新生儿,如果在被捞出水面之前便开始第一声啼哭,是会有窒息的危险的。话说回来,足足9个月的妊娠,胎儿究竟漂浮在怎样的液体中? 这要从它的何去何从谈起。在妊娠的早期,羊水是由羊膜的上皮细胞分泌而来,这时的羊水为无色透明的液体,呈弱碱性;随着妊娠的继续,胎儿逐渐发育,它的肾脏开始工作,产生了胎尿,成为妊娠后期羊水的主要来源。因此,此时的羊水中必然含有胎尿的成分,比如尿素、尿酸、肌酐等;到了妊娠的晚期,羊水逐渐变得浑浊,还含有皮质、少量激素、胎儿脱落的上皮细胞、毳毛及消化道、呼吸道分泌的产物。胎儿同时也会通过皮肤的吸收和吞咽回收羊水,随胎血循环转输至母体,以此保持羊水量的平衡。羊水为胎儿提供了一个适宜的生长环境,如适宜的温度和一定限度的活动空间,使胎儿在羊水中运动自如,促进胎儿骨骼肌肉和其他组织器官的发育,防止胎儿与羊膜的粘连。另外,羊水尚能减轻外界环境的暴力打击和强烈震动所造成的机械性损伤,能够维持胎儿体内的水平衡,缓冲宫缩时的压力,分娩时有助于扩张宫颈,润滑冲洗产道的作用。

(4)胎膜:羊水就被包裹在胎膜里。这层薄薄的胎膜实则分为两层:绒毛膜和羊膜,紧紧地贴在子宫内壁和脐带表面。大自然为母亲准备的这一切精妙而实用的附属物,为胎儿的生长发育分娩提供了保证。这使人们不能不感叹亿万年生物进化的神奇啊!

4. 妊娠期母体有哪些生理变化?

在孕育新生命的短暂时期,母亲和胎儿是在逐渐的变化中相互适应的。

最明显的变化始于子宫。非孕期子宫重量约为 50 克,足月妊娠时可增至 1 000 克左右,约为非孕时的 20 倍。子宫腔的容量也由非孕期的 10 毫升,增至足月时的 5 000 毫升左右。而在这样天翻地覆的变化中细胞的数量却没有增多,主要是子宫肌肉细胞本身变得肥大,以及细胞间的物质增多。造成这种变化的原因在妊娠的头 3 个月,主要和激素的作用有关,之后则主要为胎儿及其附属组织的扩展所致。

子宫的收缩开始于妊娠第 9 周,此时的宫缩既不能从腹部扪及,孕妇自身也感觉不到。随着妊娠的进展出现了一种无痛性宫缩,这种宫缩在临产前 1~2 周会逐渐加密、增强、较有规律,而真正有助于分娩的宫缩只有在临产时才会开始。

与此同时,其他的器官也在发生着微妙的变化。卵巢增大,其内的妊娠黄体分泌雌、孕激素,维持早期的妊娠;阴道变得肥厚而柔软,有利于分娩时阴道的充分伸展、扩张,阴道的 pH 值适当降低,控制了致病菌的生长;乳房由于腺管和腺泡的增多使其增大,乳头变大并有色素沉着而且易于勃起,由于高浓度的雌、孕激素抑制了乳腺的分泌,虽然孕晚期轻轻挤压乳头时有少许淡黄色稀薄液体流出,但真正的泌乳则在分娩后出现。

妊娠期间血容量增加,但由于血浆较红细胞增加得多些,故血液呈稀释状。无论是红细胞、白细胞,还是血小板均有一定程度的减少,但又由于凝血因子的增加,此时的血液处于高凝状态。

增大子宫的压迫改变了心脏的位置,血容量的增加同时也增加了心脏的负担。故为了减轻心脏的负担,侧卧及站立不失为有效的方法。不仅如此,临产和妊娠一样会明显增加心脏的负担,尤其在胎儿娩出后,心脏的负担骤然增加,对并发心脏病的孕妇来说,此时的风险更是不容忽视。

对于泌尿系统来说,妊娠会使更多的血液流经肾脏,对体内的代谢产物的滤过增加,而重吸收却不变,因此妊娠期血液肾功能检查会提示尿素氮、肌酐、氨基酸比非妊娠期有所下降,而尿中葡萄糖则有所增加,但不应该有蛋白尿出现。即便如此,孕妇在出现糖尿时还应进一步检查,以排除妊娠糖尿病的可能。

对于呼吸系统在妊娠期的改变,很多人可能存在着认识误区,以为孕妇感到气短,想喘大气,一定与呼吸系统功能的失代偿有关。实则不然。妊娠期由于子宫的增大,腹压增加,膈肌活动度减少,但同时孕妇的肋骨展平,肋骨下角增大,导致胸廓容量增加,胸廓的活动也相应增加,此时以胸式呼吸为主。妊娠期呼吸次数并没有明显变化,潮气量反而会有一定程度的增加。即便在孕晚期,肺活量也没有明显的变化。那么,为什么会感到气短呢?血液中的氧气分压非但没有下降反而有所增高,有人认为这种生理性气短可能与潮气量增加使血中二氧化碳分压轻度下降有关,但这种说法还未经证实。

随着妊娠进展,增大的子宫逐渐推挤与其共用一个腹腔的胃肠道,其解剖位置自然变化明显,因而当胃肠道发生疾病的时候,其体征往往有较大的变化,这给诊断治疗及手术带来了一定的困难。另一些变化主要与激素的影响有关,比如雌激素可使齿龈肥厚而易出血,形成的龈瘤在分娩后会自然消退;孕激素会使胃肠道蠕动、分泌、排空都减弱,因此孕妇常感到饱胀、"烧心"、便秘等症状,也容易并发胆囊疾病;由于静脉的充血回流障碍,孕晚期多发生痔疮。

有人认为妊娠纹的出现,与肾上腺皮质激素分泌过多有关,另有人认为,仅由皮肤过度扩展引起。这些妊娠纹多出现在大腿、臀部及乳房的皮肤,裂纹为淡红色或紫红色,皮肤似菲薄。待产褥期过后,退变为白色。许多孕妇在妊娠晚期会发生明显皮肤色素沉着,如面颊、乳头、乳晕、腹白线(下腹正中通过脐)、外阴等处。这与雌激素、孕激素对黑色素细胞的促进作用有关,也可能与妊娠期垂体前叶肥大,功能亢进所分泌的黑色素细胞雌激素增多有关。

诚然,这是一种母儿之间相互的适应,母亲为了孩子所有伟大的改变和付出,是深深刻在基因里的,刻在每一个细胞里。所谓"天性",从生物学角度应该是这样解释的。

(二)孕期的心理、生活与工作

1. 孕期身心反应及处理方法有哪些?

(1)身心反应:妇女在怀孕期间不仅身体起变化,情绪也出现剧烈的变动,甚至出现前所未有的情绪变化。孕妇会莫名其妙的生气,事实上,激素含量的变动牵引着情绪的起伏,如从兴奋到沮丧。迅速变化的体形改变了孕妇的形象,而后担忧自己是否有资格当好一个母亲的角色。基本上,妊娠期的心理变化相当难测。

①内分泌的变化:在怀孕期间,情绪波动相当明显。孕妇会发现自己变得焦躁易怒,对于小事反应过度,斤斤计较,莫名的沮丧、哭泣。变动的内分泌含量正主导着情绪变化,就好像指挥家指挥乐队演奏一般。焦躁、易怒、沮丧并没有什么可耻的。只要向他人解释,就可获得谅解。

②体形变化:孕妇需要一段长时间来适应体形变化、体重增加、发色改变,对自己庞大的身躯感到陌生。孕妇可能会担心自己肥胖,变得没有吸引力,害怕产后无法恢复窈窕身材。在世界上,大多数文化都视孕妇为最美丽的女人。与其对身体感到失望,不如换个角度看看,把圆润视为人体生育力的光辉,对自己孕育下一代的能力及体形感到自豪。

③认知上的冲突:怀孕可说是重新评估、调整变化、担心、恐惧的阶段。最重要的心理建设就是接受怀孕这个事实。有许多妇女在刚怀孕的那几个月丝毫没有感觉,直到胎儿明显长大了,才意识到自己怀孕。当开始接受即将面临的现实时,心理上就会发生矛盾。担心并没有错,远比直到孩子回家之后,才开始意识到问题来了的人好多了。

●恐惧感:通常会开始担心临盆的各种问题:自己是否能承受分娩的痛苦?会尖叫、排便或失去控制吗?需要剖宫生产或会阴切开吗?还可能会很惊讶自己的平静和过分失去控制,但没有关系,只要记得医护人员都已经见过多次了,实在没有什么好难为情的。还会担心自己是否是个好妈妈,是否会伤到孩子或对他照顾不周。这些感觉都很常见,可说是合理的恐惧。孕妇本人也许可以替朋友照顾一下小孩,替她换尿片、哺乳,这样就能获得自信。

●做梦:在最后3个月的妊娠期中,做梦的次数会越来越频繁。根据报告指出,大部分的产妇都会梦到胎儿有问题,有时会梦到失去孩子。这可能是过分担心流产或死产的缘故。这些梦境是孕妇们在宣泄自己的焦虑。做梦、噩梦、幻想都可能是对孩子的一种敌意表现。这孩子将来会捣乱孕妇自己的生活、隐私、舒适的日常活动。有时噩梦会非常鲜明而使人突然吓醒并汗流浃背,心跳过速,但这并不会影响胎儿。相反的,孕妇的快乐、欣喜及幸福,胎儿却都感受得到。心情好时,胎儿跟着变好,当全身放松时,胎儿也会变得平静。如果听音乐、翩翩起舞或绘画能令人感到满足快乐的话,则不妨多多为之,以便与腹中的孩子分享。

(2)处理情绪变化:在调整心情时,试着把情绪上的变化当作是一种助力。切勿认为恐惧或其他的想法就代表犯了错。孕妇满脑子所想的,都是一个跟生命有关的大问题,不要担心多余之举会让人笑话。怀孕并非一件闹着玩的事,接受一切现实中的问题,对孕妇及胎儿都有益处。

①做白日梦:幻想能帮助孕妇在孩子还未出世前,即与其建立亲密的关系。发现自己花了好几个小时幻想着自己的孩子,其他什么事情也没有做,不要觉得荒谬,跟肚子里的孩子联系感情是接受她的第一步。

②写日记:在人的一生中应随时记录日常生活的一切,这样可以帮助孕妇看清自己的另一面。日记是个抒发自己不想与人分享情感及思绪的好地方,同时还能帮助孕妇抓住自己。未来,在孩子即将成立她自己的家庭时,可能会对这本日记相当有兴趣呢。孕妇有孤独的感觉在当今社会非常常见的。有许多妇女选择晚生,有些则决定联合抵制生产。有人可能会发现自己是"死党"中第一个怀孕的,周遭没有其他妈妈,相当寂寞。不妨参加一些父母准备班之类的团体,或在生产课程中认识些新朋友,或问问朋友是否有认识初为人父、人母的年轻夫妻可以与自己讨论。这种因怀孕结缘的关系通常在产后仍可维持相当长久。在感到孤立的时候,别忘了自己的父母和丈夫,跟他们谈谈,一起去把社交范围拓展

开来。

③与他人沟通：在怀孕期间想与他人沟通，分享自己的感情和心事是相当自然的。孕妇的丈夫为当然人选，可能他也有很多话急于告诉妻子，想谈论的问题可能是有些忧虑，一些他认为您可能会觉得很烦、很可笑无知的问题，或是因为您太忙太累而没有时间与他讨论的问题，他就会避而不问。忽视自己所担忧的事情并不能解决问题，在丝毫没有准备的情况下，被压抑的问题也有可能逐渐浮现，突然爆发出来。

④其他：现代婚姻中的头号杀手是经济问题，怀孕期间尤其麻烦。即使计划产后继续工作，但仍无法改变收入减少的事实。因此，在孩子出世前，应先想好将来如何处理经济收入的问题。

由于孩子的到来可能使得原本的家庭空间不足，而必须考虑搬家或重新装修家里。这方面的问题在考虑时相当扰人，站在身体的立场上看来不宜搬家，但若非搬不可，则应在怀孕未进入后期阶段前即行完成。

新生儿的来到，不仅是孕妇自己新角色的开始，也可能同时是自己父母亲的一个新挑战。初次告诉父母怀孕时，他们可能认为自己还年轻不太能接受，但孩子一旦出世后，毫无疑问的，他们便会积极扮演他们的角色。

2. 孕期能过性生活吗？

一般来讲，怀孕是增强夫妻之间关系的最好机会，它使夫妻生活统一起来，共同适应这些变化，迎接为人父母的挑战。然而，怀孕不可避免地要影响到夫妻之间的性生活，当然好的影响和坏的影响都可能存在。由于身心的各方面变化，在做爱时，女方的反应与性伴侣的反应可能会截然不同。

在怀孕的头几周里，恶心、呕吐与极度疲劳使孕妇没有心情去进行性生活。但随着这种不适的消失,就可能会享受到一种全新的性生活。因为不再有担心会怀孕的心理负担,也不必采取任何避孕措施,夫妻间水乳交融的感情使两人在性生活中更加温柔体贴、和谐。孕期身体的变化也会增加妻子在性生活中的感觉:乳房和乳头可能变得更加敏感;阴道组织充血也变得更加敏感,也更容易达到更加强烈的性高潮;而且孕期激素使阴道更加润滑,体内的这些变化也有助于丈夫获得性快感,如充血的阴道组织将紧握性伴侣的阴茎。另有一种理论认为,未出生的宝宝很可能在大人的性生活中也获益匪浅,因为从性生活中所获得的快感、被爱的感觉和放松的情绪都会传递给宝宝。

但是,孕期的性生活并不总是轻松愉快、令人满意的。也可能会感到不适、厌倦,甚至讨厌自己不再性感的变化,尤其是在怀孕早期和怀孕晚期,乳房胀痛,不喜欢被抚摸,甚至可能有初乳渗出。还有可能丈夫因为妻子的体型或担心伤害到妻子和她体内的孩子,而对性生活感到沮丧。例如,一些夫妇害怕性生活会导致子宫内或孩子的感染,细菌可能会随着阴茎的抽动带到宫颈口。但是,除非一方患有性传播疾病,否则这种情况发生的概率很小。但是有几种情况例外,如果曾经有过流产史,在度过危险期之前,最好不要进行插入式性交。同样,如果以前有过早产的经历,或出现过早产的征象,在怀孕最后 3 个月最好不要进行性交,因为可能会引发分娩;如果在怀孕晚期胎膜已破裂或有出血,也要避免进行性交。

那么,究竟采取何种体位会更加惬意、更易于控制呢?在怀孕4 个月以后,女性不宜长时间采取仰卧位,男上位做爱时更会发现这种姿势的不适,除非男方支撑着身体,不把重量压在女方身上。还有许多其他的性交方式可以尝试,探索合适体位的过程也是充满乐趣的,如女上式、坐位、后入式、侧位。无论如何,若一方经常拒绝另一方的性要求,这并不是意味着他(她)对自己的爱减少了,而是因为通常的表达方式被完全打乱了。如果有什么原因使自己对性生活感到厌倦,那么一定要讲出来,尤其是哪些改变影响了自己,当然也要把未曾改变的乐观情绪告诉对方。

3. 孕期患病怎样做到合理用药?

近年来,人们对孕期安全用药的意识有所提高,但有关知识尚待普及。由于媒介宣传及某些误导,使不少孕妇对孕期用药顾虑重重,甚至拒绝服用一切药物。在孕期,可能会合并各种内外科疾病或产科并发症,应服药治疗。但不少孕妇即使有病,也不敢用药,或医生开了处方,还将信将疑,不去取药,自己"硬挺",以致贻误病情,殃及胎儿。还有一些孕妇在尚未知道自己怀孕前服用了一些药物,怕对胎儿有影响,就轻率地做了人工流产,以致造成终身不孕,后悔莫及;即使继续妊娠,亦忧心忡忡,终日焦虑不安。

在产前咨询中,一个最常见的问题,就是孕早期服药到底会不会造成胎儿畸形?的确,有些药物对胚胎或胎儿可能产生流产、致畸或生长发育迟缓等损害。产前咨询时,医生不会做出肯定或否定的保证,但可以根据用药的种类(性质)、用药时胚胎发育的阶段,药物用量多少,以及疗程的长短等来综合分析有否终止妊娠的指征,供孕妇及其家属参考。

不同时间用药产生的后果不同:在卵子受精后1周内用药,受精卵尚未种植在子宫内膜,一般不受药物影响;如受精1~2周内用药,受精卵已种植于子宫内膜,但组织尚未分化,药物产生的影响除流产外,并不致畸,属安全期。故在孕前期或孕早期服用了一些药物对胎儿不会有太大的影响,不必过分担心,也不必因此做人工流产。

受精后3~8周(停经5~10周)是胚胎各器官分化形成时期,极易受药物等外界因素影响而导致胎儿畸形,属"致畸高度敏感期"。原则是：可用可不用的，就不用；可停用的药，应该停止；不必用的药坚决不用，如果必须用药，那就一定要在临床医生的监督指导下选择使用安全的、对胎儿没有影响或影响较小的药。正在或曾经服用避孕药的妇女，应该在怀孕前完全停止服用避孕药至少6个月，使月经周期恢复正常后再怀孕，以便计算预产期时间。另外，要尽量避免在患病期间受孕，因为疾病会影响体内受精卵及精子和卵子的质量。如继续妊娠，可在怀孕16～20周进行产前诊断（包括B超），进一步了解胎儿生长发育情况及排除胎儿畸形。

另外，可查阅由FDA（美国食品与药物管理局——全球药物审查最严格的机构之一）最新颁布的妊娠药物分类（共分A、B、C、D、X五级），供临床选择孕期安全用药参考。

●A类药物：对胎儿无危害或无不良反应，孕期一般可安全使用。

●B类药物：相对安全，孕妇要谨慎使用。其中B1组动物研究结果是安全的；B2组动物实验未显示对子代有损害，但资料不充分；B3组动物实验显示对子代有畸形或其他毒害作用。孕妇不应使用。

●C、D类药物：对胎儿有危害（致畸或流产）但对孕妇有益，需权衡利弊后慎用，如一些抗生素、激素类药物。

●X类药物：对胎儿有危害，对孕妇无益，此类为孕期禁用药，如抗癌药物，性激素（雌激素、合成孕激素）等。

孕期中合并一些常见病，如感冒、腹泻、尿路感染等，可用一些常用药。按常规剂量、常用疗程及常见方法，一般对胎儿影响不大，不必讳疾忌医。

现在，许多孕妇已经意识到服用西药可能对胎儿有不利影响，因此在孕期对于西药的使用很谨慎。但是，孕妇对服用中草药却认为很安全，然而事实并非如此。近几年的优生遗传研究证实，部分中草药对孕妇及胎儿也会有不良影响。尤其是怀孕的最初3个月内,除慎用西药外,中草药亦慎用,以免影响胎儿。

中草药中的红花、枳实、蒲黄、麝香、当归等,具有兴奋子宫的作用,易导致宫内胎儿缺血缺氧,致使胎儿发育不良和畸形,甚至引起流产、早产和死胎。大黄、芒硝、大戟、商陆、巴豆、芫花、牵牛子、甘遂等中草药,可通过刺激肠道,反射性引起子宫强烈收缩,导致流产、早产。有些中草药本身就具有一定的毒性,如斑蝥、生南星、附子、乌头、一枝蒿、川椒、蜈蚣、甘遂、芫花、朱砂、雄黄、大戟、商陆、巴豆等,它们所含的各种生物碱及化学成分十分复杂,有的可直接或间接影响胎儿的生长发育。中药雄黄肯定有致畸胎儿作用,孕妇应绝对禁忌内服。朱砂含有可渗性汞盐(即水银),可在孕妇体内蓄积,导致新生儿小头畸形、耳聋、斜视、智力低下等。

对含上述中草药的中成药须警惕,对注明有孕妇禁用、慎用的中成药,应避免服用。

4. 孕妇可以开车吗?

一般情况下,孕妇自驾车除了上、下车时要格外注意保护腹中的胎儿以外,开车对胎儿不会有太大的影响。但是,孕妇开车确有讲究。孕妇若为驾驶新手,开车不熟练,容易出危险,加上精神高度紧张,对腹内胎儿也不好;另外,孕妇也不宜开"新车",由于新购置的车中皮革、化学溶剂等气味很重,空气污染严重,不利于孕妇腹中胎儿的健康。怀孕超过 6 个月就不要自己开车了。因为这个时期孕妇的反应动作都不太灵活,一旦出现紧急状况急刹车,方向盘容易冲撞腹部,引起破水。

孕妇开车出门时,还要注意以下几点:绝对禁止他人在车内吸烟;尽可能避开交通堵塞;安装防晒窗帘以缓和阳光照射;孕妇很容易双下肢水肿,尤其是长时间保持坐姿时,这时可以在脚下铺一块踏垫,以便脚胀时能将鞋脱掉或准备一双软拖鞋。很多准妈妈担心安全带的束缚会使子宫受压,使肚子中的胎儿不舒服。但孕妇应该和其他人一样,系好安全带,即便是大腹便便时。

正确的系安全带方法:把安全带从大腿和腹部之间穿过,使它紧贴身体,调整坐姿,使安全带不会卡脖子。将安全带置于乳房之间,别从肩部滑落。

对于职业是司机的女性,怀孕后能不能开车呢?一般认为女司机开车长达 8 小时,就等于胎儿长期处于一种颠簸状态,容易导致早产。需要长时间开车的女司机不妨在怀孕时向公司申请,调换其他的工作。

5. 怀孕后的穿着要注意哪些事项?

当被证实怀孕了的时候,孕妇可能急切地想去买新的孕妇服,但一定要打消这种念头,除非从前的衣服穿不上了。在怀孕的 20 周之前,经产妇在 14 周之前,怀孕的体征是不明显的。孕妇服可等到需要穿时再买,当宝宝出生后可能就不用了。

随着腹部的隆起,衣服显得越来越紧,易使腹部受压。随着乳房的生长,胸部也感到发紧。这时,还可以选择原有的衣服穿一段时间,以作缓冲。尽量不拉裤链,上身穿一件宽松的上衣加以遮盖即可。以后则是购买衣服的好时机。要选择上衣缝有扣子(开身),可以有扩大的空间。但是这些孕妇服,产后就不再用了。当然,不同阶段都需要增加衣服。去名牌商店要慎重选择衣服,要有长远打算,即妊娠的前几周、前几个月,甚至产后身体复原时都能穿。如果打算母乳喂养,选择的衣服无论内衣还是外衣都要宽松、易穿,衣服前面最好有系带或者扣子。

呵护好乳房是非常重要的。乳房本身没有肌肉,需要胸肌支撑。若支托不好很可能使乳房变大或成为袋装乳房。如何购买合适的胸罩呢?必须清楚自己乳罩的尺寸。首先,取一个卷尺,沿着乳房下的胸廓进行测量。这就是乳罩的尺寸。接着,用卷尺沿带着乳罩的胸部最饱满处进行测量。第二次测量结果与第一次之差就是罩杯的型号。挑选乳罩,应该选择有以下特点的:可调节的宽肩带;含棉织品;罩杯下方有较宽的松紧带;可调节大小;不要钢圈。如果打算母乳喂养,一个好的哺乳乳罩不仅需要以上特点,并且在哺乳时能很容易地暴露乳房。要保证哺乳时用一只手解开都很方便,因为另一只手要抱着孩子。

由于怀孕时脚肿,所以要购买较平时大一号的鞋子。应该注意的是:不穿高跟鞋,因其会强迫肚子向前,导致背痛;穿舒适的低跟鞋;平跟鞋不容易保持平衡,也不推荐;避免穿系带鞋,这样就免去弯腰的麻烦;至少要有两双鞋交换穿着,最好作为规律坚持下来。

6. 孕妇做B超会影响胎儿发育吗?

B超对胎儿到底有无伤害,在医学领域中尚没有权威性定论,大多数学者认为,B超检查对胎儿没有肯定的伤害。从B超原理上分析,B超是超声传导,不存在电离辐射和电磁辐射,是一种声波传导,这种声波对人体组织没有什么伤害。但如果声波密集在某一固定地方,又聚集很长的时间的话,就会有热效应,这种热效应达到一定程度时,可能会对人体组织产生不良的影响,影响细胞内的物质,包括染色体。理论上是高强度的超声波可通过它的高温及对组织的强化作用,对组织产生伤害。但事实上,医学使用的B超是低强度的,对胎儿是没有危害的,至今尚没有B超检查引起胎儿畸形的报道。目前,各医院在产科领域中使用的B超检查对胎儿是安全的。

但是,这并不意味着在整个妊娠期可以随意地做B超检查,而没有时间和次数的限制。曾经有学者做过这样的试验,对11~

12 周的胎儿眼睛的晶状体和角膜进行 B 超照射,发现没有照射过的,没有任何影响,照射 5 分钟的,角膜或晶状体有轻度水肿,照射 10 分钟的,水肿程度较照射 5 分钟的重一些,但是可逆的,停止照射后可恢复正常。如果照射时间超过了 20 分钟,改变就不可逆了。所以,有学者建议,一次 B 超的时间不要超过 5 分钟。

世界卫生组织提出,在必要时才运用超声,如无充分的理由,胎儿不应该受到照射。美国超声机构提出:不把 B 超作为早孕诊断手段。

然而对于有异常情况的孕妇则需要遵循医嘱进行 B 超检查,千万不能怕 B 超对胎儿有影响而不接受做 B 超,也不能担心胎儿变化而不听医师的劝说经常做 B 超。

7. 为什么提倡孕妇边怀孕边工作?

只要是健康的孕妇,选择边工作边妊娠是明智的,工作可以带给孕妇乐观的情绪,又可以带给胎儿积极的生活态度,同时更重要的是减少休假时间,可以使再回到工作岗位的不适应减少到最低限度。首先一个好处是可以大大减少孕妇独自闷在家中产生的胡思乱想。有些准妈妈,整天待在家里看电视,一会儿担心自己的孩子生出来会唇裂,一会儿又担心孩子得脑瘫等。可以说这些都是没有理由的闲愁,只会给自己增加心理负担。长久下去还可能真的影响孩子出生后的性格健康。但是,上班就不同了,当同事们表扬你"气色很棒","一定能生个漂亮聪明的宝宝"时,这些胡思乱想不知不觉就会消失了。更重要的是脱离岗位的时间越短,回来工作时就越容易适应。随着竞争压力的激增,人一旦松懈下来,就会对重返工作岗位产生畏惧心理。

在办公室同样可以护理宝宝,在怀孕中后期还是要格外关注一下自身的健康。特别是怀孕 5 个月以后,腹中胎儿进入快速生长期,从母体汲取的钙质和其他营养越来越多,如果母体的供给跟不上,准妈妈们很容易出现牙齿松动、指甲变薄变软、梦中盗汗及小腿抽筋现象。此时,除了正常的补钙之外,如果孕妇的座位是在背阴面,最好调换到向阳面,常常接受光照可以预防孕妇缺钙。在孕中期以后,一般孕妇小腿开始水肿,其原因一个是肾脏负担加重,另一个原因是体重增加带来的负荷,可在座位前放个小凳或木箱,借以搁脚,帮助脚部的体液回流,减少水肿的出现。此外,很重要的一点是,无论工作多忙,都不要忘了与宝宝交流,这对于宝宝来说,会感受到一种非同寻常的安全感。5个月以后的胎儿已对母亲的声音有所认知,如果你以摩挲腹部的方式让宝宝配合你的工作,他会配合你。需要特别注意的是,要在工作中控制自己的情绪和声调,不要长时间处在偏激、焦虑和愤怒之中,这会使胎儿"感染"上某种焦虑偏执的气质。

8. 孕妇工作中必须注意哪些问题?

如果是工作环境相对比较安静干净,危险性比较小,同时身体状况良好,则可以选择边工作边怀孕,无须早早地待在家里等待宝宝的出生。但是,如果工作是与长期使用电脑有关,或经常工作在工厂的操作间中,或是暗室等阴暗嘈杂的环境中,建议应在怀孕期间调动工作或选择暂时离开而待在家中。如果工作是长期坐在办公室中的,可以在预产期的前1~2周回到家中等待宝宝的出生。

如果工作是饭店服务员,销售人员,或每天工作需要至少4小时以上行走的,建议在预产期的前2周就离开工作回到家中待产。如果工作的运动量相当大,建议提前1个月开始休产假,以免发生意外。

9. 孕妇在工作中出现身体不适如何应对?

调查显示,60%～90%的妇女在怀孕初期在清晨都会出现晨昏,恶心呕吐,乏力等症状。然而相当一部分人在白天工作的时候,也会出现不同程度的身体不适。医生的建议是在办公室里准备好毛巾,呕吐袋,同时尽量让自己的位子离洗手间近一些,以方便呕吐时尽快到达。通常妊娠反应在怀孕的3个月以后会自行消失,如果妊娠反应持续并未见一丝好转,建议尽快到医院咨询,以免耽误某些隐藏的病情。千万不可掉以轻心!

工作时如何照顾自己怀孕的身体?可以在座位前放一只箱子把脚放在上面,以减少腿部水肿。穿舒适柔软的平跟鞋,减少脚部压力。穿舒适柔软的衣服。工作一段时间后要适当地做做伸展运动,抬腿并适当按摩小腿部以放松压力。准备一个能盛水的大杯子,多喝水。如果想方便,千万别憋着。

10. 孕期合理的运动有哪些?

适当的运动有益于孕妇和胎儿的健康,但孕妇在运动前一定要听取医生的意见,要清楚孕期的哪个阶段可以运动,哪些时候根本不能运动,以及适合孕妇的运动方式。孕妇适合做何种运动、运动量的大小,也都要根据个人的身体状况而定,不能一概而论。如果孕妇怀孕前就一直有锻炼的习惯,在孕期可以继续选择锻炼,但开始的时候一定要慢慢来。

孕期的前3个月一定要小心,这个阶段最好不要剧烈运动。在孕期的3个月到28周期间,孕妇可以适当进行运动。在怀孕的后期即28周后孕妇也不适宜再做运动,因为这时胎儿已经长得很大了,运动有可能造成过敏性宫缩,导致早产等问题。

对于孕妇来说,在孕期的 3 个月到 28 周前选择运动也要注意运动的类型。最好做不紧不慢的运动,如游泳、打太极拳、散步、比较简单的瑜伽等。一定要避免强烈的腹部运动,避免做和别人有身体接触的运动,也不能进行跳跃性的或冲刺性的运动,还要避免做快速爆发的运动,如打羽毛球、网球等。骑马或者潜水等运动也不适合孕妇,尤其是潜水很容易使孕妇处于缺氧状态,导致胎儿畸形。

孕妇可以多做呼吸练习,这可以帮助孕妇放松和保持安静,也有助于在分娩过程中配合宫缩,因此孕妇最好经常进行这种练习。浅呼吸:孕妇最好坐在地板上,双腿在身前交叉,腰背挺直,用口呼气吸气。深呼吸:双腿在身前交叉,以舒适的姿势坐在地板上,腰背挺直,用鼻孔深吸气,缓慢呼出,重复练习。

此外,孕妇还可以做一些肌肉锻炼,包括盆底肌肉锻炼:怀孕期间孕妇的盆底肌肉很可能被削弱,因此加强这些肌肉的力量,对孕妇及生产都很重要。每天最好练习 300～350 次。孕妇要像憋尿那样用力收紧肌肉,尽可能地多坚持一些时间,然后放松,重复30 次。感觉疲劳的时候可以休息一下。大腿肌肉锻炼:以青蛙的姿势坐在地板上,背挺直,将双脚的脚心相对;双手握着脚踝,尽量将双脚向身体靠拢,用双肘向下压大腿,坚持这种姿势数到 10,然后重复 15 次。

11. 孕妇应该保持什么样的活动姿势?

怀孕后,孕妇的腹部渐渐增大膨隆,重心前移,身体各部位受力方向也发生变化,其坐、立、行等均与怀孕前不同,活动受到限制。为了保证孕妇能健康、顺利地完成妊娠,避免出现意外,孕期重要的是要避免背部弯曲。

由于妊娠期全身的肌肉拉长,并使之软化,故孕妇做家务时不要过分弯曲腰背,扫地等家务活儿要能干多少就干多少,在整理花园、扫地、铺床时都要采取挺直腰板,以蹲低或跪着做的姿势,代替弯腰。不要举重物,因为这样无法保持背部的挺直;穿低跟鞋,因高跟鞋会加重身体的重量向前倾。从躺着的体位起来时,一定要先转向侧卧位,然后再转向跪姿,用上肢及大腿的力量把身体撑起,以保持背部挺直。站立时要背部舒展、挺直,要使胎儿的重量集中到大腿、臀部、腹部的肌肉并受到这些部位的支撑,这样能防止背痛,增加腹部肌肉的力量。

(三)受孕早期(0~12 周)常见问题

1. 怎样知道自己是否怀孕?

每个女人都该有这样的常识,知道自己何时、是否怀孕。虽然这本该是一种本能,但是能够在更早的时间确定,这对现代人来说具有更重要的意义。那么,身体会给我们哪些信号呢?

首先,月经过期是妊娠最早的症状,妊娠黄体分泌雌、孕激素造成的负反馈抑制了上一级垂体促性腺激素的周期性分泌,抑制了卵巢周期性排卵,也就抑制了卵巢本身的雌、孕激素分泌,子宫内膜的周期性脱落停止,也就不会出现月经。当然月经过期或者停经还有很多原因,如压力、环境变化、疾病、内分泌失调等。甚至个别特别惧怕怀孕或急盼妊娠的女性也会出现停经及其他的早孕症状,这在医学上称为“假孕”。可见大脑皮质应该会以某种方式影响或者支配下丘脑-垂体-卵巢-子宫这条貌似“自主”的生殖内分泌轴。

有些女性会在妊娠的初期有少量的阴道流血,偶尔这样的阴道出血会持续1～2周之久，很难与紊乱的月经相区分。有人认为这是由于前文所提到的垂体功能没有被完全抑制造成的，而在妊娠早期，妊娠囊尚未覆盖全部子宫内膜，给这种现象造成了可能。

当然，读者从各种大众传媒中所了解到的妊娠征兆最多的要数恶心、喜酸了，其实这属于早孕反应中的胃肠道症状，其他症状还包括头晕、乏力、嗜睡、食欲缺乏、偏食、厌油腻、呕吐。其中，恶心和呕吐在晨起的时候比较明显。但这些症状在不同女性身上的严重程度可以有很大差别，轻者完全不会有以上的感觉，重者呕吐会导致重度脱水，甚至营养不良。早孕反应一般较轻，停经后4～6周出现，第8～10周达到高峰，妊娠12周后自然消失，偶有延至20～22周者。对于这些症状的产生原因，目前还不能给出一个明确的解释，有人认为妊娠早期人绒毛膜促性腺激素（HCG）和胃动素水平的升高与其有关。最近的研究认为，早孕反应是对早期胚胎的一种保护机制，统计表明有明显早孕反应者，流产、早产和胎儿生长受限的发生率低。

作为一个女性，应该悉心照料自己的身体，了解并注意它的变化。测量基础体温不失为一个简单易行的方法。它反映了黄体的功能，也就是分泌孕激素的状况。养成每日晨起尚未活动时测量体温的习惯，不但可以更加准确的预测排卵期，指导避孕和受孕，一旦妊娠，基础体温就会升高0.3℃～0.5℃，持续20天以上。体温的升高与孕激素升高，兴奋下丘脑的体温调节中枢有关。

当然，还有其他的症状值得注意，如乳房的肿胀、皮肤的色素沉着等。但是，更为准确的当属辅助检查了。在早期妊娠阶段可以用来监测的激素主要是HCG。一般在排卵后8～9天即可从血或尿中检测到HCG。可以检测HCG的试验有几种，广为人知的早早孕诊断试纸条便是用于检测该激素的。详细的用法在其说明书中可以找到。值得注意的是：对于预期月经前的阴性结果应持慎重态度，1周后复测是明智之举，如果月经过期1个月，结果仍为阴性,妊娠基本就可排除。

B超的作用不止是更加准确的确认妊娠,甚至可以了解胚胎是否存活,估计胚胎的胎龄。腹部超声可以在停经40天左右发现胚囊,阴道超声则可把日期再提前5天。妊娠5周以后可以看到胎儿原始心管的搏动,这才是妊娠确诊的依据。

其他的方法还有黄体酮试验、宫颈黏液检查等。

2. 妊娠试验是怎么回事?

妊娠试验指的是测定人绒毛膜促性腺激素(HCG)以诊断妊娠的方法。曾有诸如雄蟾蜍试验、小白兔试验等古老的生物学方法,如今代之以免疫学检测方法,如凝集抑制试验、酶联免疫吸附试验、放射免疫测定法、免疫放射试验、免疫化学发光法等。

早早孕试纸利用的是免疫层析技术。具体的使用方法如下:试纸条上端为对照线,下端为反应线,将标有MAX字样的一端插入待检尿液中,插入的深度不要超过该线,3～10分钟观察结果。显示区上下两端出现两条红色线为HCG阳性,如仅在上端出现一条红色线为HCG阴性,上端无红线出现则提示检测无效。反应线的颜色深浅可反映HCG的浓度。

3. 哪些人容易发生宫外孕?

在排卵日,卵巢排出卵子,被输卵管拾捡,沿着输卵管慢慢向子宫行进,迎面遇上匆忙赶来的精子,它们结合成一个受精卵,继续前进,直到到达宫腔,种植在子宫内膜上。受精卵在最初的一段时间内,虽然内部的细胞数随着分裂增加,但是由于透明袋的包裹,整个受精卵的体积并没有增大,然而可以想象,如果这一路上遇到了什么困难,受精卵没有成功挺进到宽阔的宫腔,它将会种植在狭窄且不适合生存的输卵管内,这便是宫外孕。因此,宫外孕的头号病因当属慢性盆腔炎症,如慢性输卵管炎可以导致管腔褶皱粘连,输卵管扭曲、僵直及伞端闭锁,导致输卵管管腔狭窄或部分堵塞或蠕动异常。

另外,因宫内节育环避孕失败而受孕时,发生输卵管妊娠的机会较大;低剂量纯孕激素避孕药可使输卵管蠕动异常,若排卵未被有效抑制,也是导致输卵管妊娠的原因之一;而那些因服用含有大剂量雌激素的避孕片,如毓婷,但避孕失败而受孕者,约10%为输卵管妊娠。在整个人群中异位妊娠的患病率仅为1%。

当然异位妊娠可能的原因还有很多,如盆腔肿瘤的牵拉、压迫,输卵管粘连分离术、再通术、伞端造口术后的重新粘连、瘢痕狭窄,输卵管先天发育不良,辅助生殖技术的应用,内分泌异常,精神紧张等。

4. 如何鉴别宫外孕?

宫外孕三大症状:停经、腹痛、阴道出血。

有时阴道出血会影响对停经的判断,但是宫外孕的阴道出血和正常月经是有区别的,量少,点滴状,色暗红或深褐色。阴道出血表明胚胎受损或已死亡,导致人绒毛膜促性腺激素(HCG)下降,卵巢黄体分泌的激素难以维持,脱膜生长而发生剥离出血,直到病变去除后,阴道出血才停止。

输卵管妊娠未破裂时,往往腹痛并不是很剧烈;一旦输卵管破裂,就会突感患侧下腹部撕裂样剧痛。血液积聚在直肠子宫陷凹(盆腔最低点,位于直肠前方,子宫后方)会出现肛门坠胀感;腹腔出血多时不但腹痛的范围变广,程度加重,还会伴有晕厥和休克。

如遇停经,最好尽快去医院进一步检查,即便早早孕显示阴性,也不能放松警惕,因为异位妊娠时 HCG 的水平往往低于正常宫内妊娠,这时去医院抽血查 HCG,并且做 B 超是绝对正确的选择。当然,宫外孕的鉴别有时对于专业的医生来讲也是有一定困难的,他们可能需要借助如腹腔穿刺,甚至刮宫术及腹腔镜检查来与其他疾病相鉴别。

5. 发现宫外孕怎么办?

随着医疗的进步,越来越多的宫外孕在尚未破裂的时候即被发现。这留给患者相对宽的选择余地。一旦宫外孕得到确诊,首先需要选择的是药物治疗还是手术治疗。对于无内出血或者仅有少量内出血、病情较轻、妊娠包块最大直径小于 3 厘米、血 β-HCG<2 000 单位/升、B 超未见胚胎原始心管搏动的患者,可以采用药物治疗。目前用于治疗异位妊娠的药物以甲氨蝶呤为首选,但是并不是用了药就万无一失了,随访是必需的。

对于腹腔大量出血,伴有休克的情况,开腹切除输卵管在所难免。此时,抢救生命当然是放在首位的。但这样必然会丧失 50% 的生育能力。

对于那些要求生育的年轻妇女,可以采取保守性手术。即取出胚胎后,以各种输卵管整形术恢复其正常的解剖。这样可以保留输卵管的功能,也就保留了生育能力。

手术的方式可以选择开腹或腹腔镜下手术,当然腹腔镜下手术的创伤相对较小,并且恢复较快,对盆腔的影响也较小,如果经济条件及病情允许,腹腔镜手术还是首选的手术方式。

6. 自然流产的原因有哪些?

准确来讲,流产和早产的界限是指胎儿是否存活。而医学上把这个界限定为 28 周。导致流产的因素很多。

(1)胚胎发育:胚胎发育是否正常,这包括了父母双方的精子和卵子基本结构——染色体的数量和结构等,还有子宫环境、内分泌状态,以及其他因素等。在目前已知大多数自然流产均发生在妊娠的极早期,即被临床证实为妊娠以前。发生在妊娠早期(妊娠12周内)的自然流产,因核型异常所导致的占60%,因此人类妊娠因染色体异常而流产所占的比例很高。事实上,这也是一种人类自然选择的自我保护措施,优胜劣汰,以保证群体和子孙的健康繁衍。除了染色体异常,母体因素也十分重要。

(2)母体因素

①全身性感染性疾病,如弓形虫病、单纯疱疹、人支原体及解脲支原体、巨细胞病毒。内分泌异常,如甲状腺功能低下、未控制的糖尿病、黄体功能不足。免疫功能不全,如父母的组织相容性抗原过分相似,母体封闭抗体不足可导致反复流产;抗磷脂抗体过量生成、血型不合。严重营养缺乏,如蛋白及某种营养物质、维生素及微量元素的严重缺乏。不良习惯,如过量吸烟、酗酒、过量饮用咖啡或吸毒等。

②环境中的不良因素,如过多接触砷、铅、甲醛、苯、氯丁二烯、氧化乙烯等化学物质;放射线的过量暴露、严重的噪声和振动,以及过重的体力劳动。

③子宫缺陷,如先天子宫畸形、子宫肿瘤、宫腔粘连。

④创伤,如直接创伤。情感创伤亦可能为流产的原因,如过度恐惧、忧伤、愤怒,但尚无定论。

7. 自然流产的预防措施有哪些?

发生流产后要休息4周,半年以内要避孕,再次怀孕要半年以后,可减少流产的发生。对于习惯性流产,要做遗传学检查,夫妇双方同时接受染色体的检查。血型鉴定,包括 Rh 血型系统,也是必要的。有子宫内口松弛的可做内口缝扎术。针对黄体功能不全,治疗的药物使用时间要超过上次流产的妊娠期限(如上次是在妊娠 3 个月流产,则治疗时间不能短于妊娠 3 个月)。有甲状腺功能低下,要保持甲状腺功能正常后再怀孕,孕期也要服用抗甲低的药物。注意休息,避免房事(尤其是在上次流产的妊娠期内),情绪稳定,生活规律有节。男方要做生殖系统的检查,有菌精症的要治疗彻底后再使妻子受孕。避免接触有毒物质和放射性物质的照射。计算机工作每周净工作时间要少于 20 小时。

自然流产是孕妇的不幸,但从某种意义上讲,自然流产正是人类不断优化自身的一种方式,也正是对孕育着的新生命进行选择,优胜劣汰是大自然的法则,占流产 50% 以上的染色体异常胎儿早期流产会减少畸形儿的出生,因此在保胎前应尽可能的查明原因,不要盲目保胎。

8. 人工流产后有哪些注意事项?

人工流产手术结束后应在医院观察半小时,是否有阴道出血和腹痛,如无异常方可回家。术后需休息 2 周后到医院复查。人流后更需保持外阴部卫生,2 周内或阴道出血未干涸前不要坐浴,2 个月内禁性生活,以防生殖器官感染。人工流产后少量阴道出血,在 3~5 天逐渐停止,万一阴道出血量超过月经血量,保持时间过长,当今必须准点就诊治疗。同时,人工流产后应注意一旦恢复性生活,即应采取避孕措施,以免再次怀孕。

9. 如何推算预产期?

按妊娠期共 280 天计算。预产期月份＝末次月经第一天的月份＋9 或－3,预产期天数＝末次月经第一天的天数＋7。这样计算得出的时间就是预产期。

例如,最后一次月经是在 2 月 1 日,则月份 2+9＝11 月,日期 1+7＝8 日,那么预产期应该是 11 月 8 日。

如果末次月经是在 4 月以后,则采取减 3 的方法计算。如末次月经来潮是 4 月 2 日,就是 4 月份-3＝次年 1 月份,2+7＝9 日,即次年 1 月 9 日为预产期。

如果用农历计算,则月份计算相同,只是日期加 7 天改为加 15 天。

以上方法适用于对末次月经日期记得清楚的孕妇,如果月经不准、闰月或来月经日期记不清时,可另作计算。

孕妇以往月经常过期者,计算时要加上平均超过的日数。

哺乳期未恢复月经即又怀孕,或记不清末次月经的日期时,则按下述方法推算:方法一,妊娠呕吐在妊娠后第 4 周左右开始,到 12 周(即妊娠 3 个月)时消失,推算时从呕吐开始日期,往前推 42 天,作为末次月经日期,然后再按一般方法计算。方法二,按胎动日期计算,一般孕妇感到胎儿肢体在宫内不规则活动,约在妊娠后的 20 周,计算时从胎动开始日期,再往前推 140 天作为末次月经日期,而后再按一般方法推算出预产期。

如果遇到闰年,其闰月又正在孕期之中,计算时月份减 3 应改为减 4。

如果末次月经、妊娠呕吐和胎动开始日期都记不清时,还可按子宫底的高度估计:妊娠 4 个月末,子宫底的高度在脐和耻骨之间(耻骨上 10 厘米);妊娠 5 个月末,子宫底在脐下二横指,在耻骨上 12～17 厘米;妊娠 6 个月末,宫底与脐平;妊娠 7 个月末,宫底在脐上二横指;妊娠 8 个月末,宫底在剑突与脐之间;妊娠 9 个月末,宫底降到剑突下二横指;妊娠 10 个月末,宫底高度与 8 个月妊娠时宫底的高度同在脐与剑突之间,但腹围比 8 个月时大,胎儿先出生的部分已入骨盆。

必须说明，这些方法推算出来的预产期并不是绝对准确，因为月经不准、胎儿成熟时间有所不同，孕妇身体状况，以及其他外界原因等，都会影响孩子出生日期的提前和推后，所谓预产期只是孩子出生的大概日期。如果新生儿出生比预产期提前或推后 2 周内，仍算正常分娩。

10. 高龄孕妇应做哪些检查？

高龄孕妇在怀孕后 40～70 天，可以去医院做绒毛膜检查，以便及早诊断各种染色体病和先天性代谢病。发现胚胎有病及时做人工流产，避免缺陷儿出生。这项检查对胎儿和孕妇没有什么不良影响。目前，母血筛查是早期发现先天愚型儿的首选办法。在怀孕 8～9 周时，最好做一下母血筛查化验，尤其是 35 岁以上的高龄孕妇。这种检查安全、无创，筛查率可以达到 60％～80％。如果怀疑是先天愚型儿，再经羊水诊断便能确诊，准确率可以达到 99％。也可在 B 超协助下怀孕 15 周前做羊膜腔穿刺，诊断胎儿有无染色体病。羊水穿刺一次成功率可达 99％，是一种比较安全并可靠度高的诊断手段。一旦诊断出先天愚型儿，应该马上终止妊娠。

11. 高龄妇女妊娠有哪些危险？

卵细胞是每个女性天生具有的，但自出娘胎，女性体内的卵子就会不断受到环境的污染和影响。因此，妊娠时间越迟，卵子受环境和污染的影响就会越多，卵细胞质量也随之下降，容易发生卵子染色体异常，从而生下畸形儿。尤其是在 35 岁后卵子老化加速，容易受到内外环境中各种因素的影响，形成不正常受精卵。先天愚型胎儿的发生率，会随着孕妇年龄的增长而成倍增加，如果说

25～29 岁的时候大约是 0.11％ 的话，30～35 岁就会增加到 0.26％，36～40 岁将上升到 0.56％。

女性随着年龄的增长，产道和会阴、盆骨的关节会变硬，不易扩张，子宫的收缩力和阴道的伸张力也较差，有的高龄孕妇分娩的时候宫口开得慢，甚至开不了，以至于分娩时间延长，容易发生大出血和难产。也正因如此，高龄孕妇的剖宫产率比一般产妇要高。

由于年龄大，高龄孕妇中有不少人都可能有轻微的糖尿病或高血压，平时可能觉察不出来，一旦怀孕，身体各项功能和激素水平的变化都会将这些隐性的疾病诱发出来，不仅影响胎儿的正常发育，更会给孕妇带来生命危险。高龄孕妇发生妊娠高血压综合征的比率是年轻孕妇的 2～4 倍，容易并发流产、死胎、不孕、先兆子痫或子痫、妊娠糖尿病、产前出血等不良结果，生出低体重儿或巨婴的比率也是年轻女性的 2～4 倍。

此外，高龄生育还可能导致身体出现癌变。据最近的流行病学调查资料表明，35 岁以上初次生育的女性，乳腺癌的发生率比 30 岁以前首次生育者大大增加，首次生育年龄越大，乳腺癌的发生率就越高。

除了上述这些生理上的风险，高龄孕妇生育后还要面临一个养育和教育问题。作为一名年龄偏大的母亲，在精力和体力上都比不上较为年轻的父母，生完孩子后还要以从前双倍的精力投入工作，而此时已经年迈的父母可能也难有精力帮助分担一些养育孩子的责任了，这一切都是高龄孕妇需要面对的问题。

12. 什么是早孕反应？

约有半数以上妇女在停经 6 周前后开始出现头晕、疲乏、嗜睡、食欲缺乏、偏食、厌恶油腻、恶心、晨起呕吐等早孕反应。

如果感到乳房刺痛、柔软又肿胀，就可能怀孕了。这种症状在受孕之后的前几天就可能出现了。不必担心！在身体适应大量的激素之后，这种疼痛就会消退，乳房就不会再感到不舒服了。

如果总是精力充沛，突然感觉疲惫不堪，是黄体素（一种激素）的大量分泌所致。

是否成为厕所的常客？半夜也多次爬起来上厕所？要怪就怪肚子里的小生命吧！受精卵在子宫壁着床之后，就开始分泌人绒毛膜促性腺激素（HCG）。这也不必担心，把它视为一种训练吧，因为将来自己的小宝贝就会在半夜啼哭喊饿了。

是否有阴道出血或小腹痉挛的症状？在排卵与着床之后的 8 天，可能会出现轻微粉红色或棕色的污迹，痉挛也可能会伴随着这种情况而来。原本在生理期内，可能也会有一些点状出血，但这并不是真正的生理期。这是受精卵在子宫内膜着床的结果。

乳头颜色是否改变了？乳房变大了吗？如果注意到自己的乳晕颜色变深，或是乳房上有蓝色与粉红色的线条，那应该不是你的想象。这些都是怀孕的症状。

这些反应多与妊娠期孕妇体内的激素，如人绒毛膜促性腺激素改变有关。然而，症状的严重程度和持续时间因人而异，多数在孕 12 周左右可自行消失。

13. 如何减轻早孕反应？

早孕反应是怀孕期间的暂时性生理现象，并不是疾病，因此孕妇不需要过分紧张或焦虑，只要掌握以下的基本原则，就可以改善这些不适。

在饮食方面，以"少量多餐"为原则，每 2～3 个小时进食一次，每次不要吃太多，不要勉强吃不想吃的食物。选择富含糖类的食物（如苏打饼干）、蛋白质的食物为佳，避免吃油炸、油腻、辛辣等刺激性或不好消化的食物，汤汤水水的东西尽量少吃。不要一次喝太多水,可改为分次饮用,增加单糖的摄取,如橙汁及葡萄汁就是不错的选择。睡前可以吃一些食物(如苏打饼干、土司),或喝一杯温牛奶,这样隔天起床才不会因为空腹感而产生恶心的症状。由于早晨体内的血糖较低,容易产生恶心、呕吐的感觉,因此起床后可以先在床上吃点苏打饼干,然后再下床。姜汤可以在一定程度上改善恶心、呕吐的情形。维生素 B_6 可减缓恶心的感觉。由于铁剂容易导致恶心、呕吐的情形,若孕妇服用铁剂,在此阶段应该先停止服用。

在日常生活中,尽量远离厨房的油烟味。在厨房煮菜时要记得开启抽油烟机,或是改用微波炉来烹调食物,以减少油烟的产生。远离较为呛鼻的气味,例如烟味、油漆味、鱼腥味等。保持室内空气流通,新鲜的空气可减少恶心的感觉。穿着宽松的衣物,有助于缓解腹部的压力。保持心情愉快,可安排一些轻松的活动,分散对于身体不适的注意力。此外,还要避免熬夜及过度紧张。早晨起床时不要突然起身,应该缓慢地下床。另外,自己要放松心情,由于孕吐,很多准妈妈都担心宝宝的营养问题,其实,宝宝在初期所需要的养分是有限的,只要减轻的体重没有超过怀孕前体重的 5%,就不会对胎儿造成影响。因此,准妈妈不要对此过分焦虑,甩掉这个包袱,做好自我调适,就会顺利渡过难关。家人积极支持也很重要,孕吐时期,准妈妈由于身体不适,心情焦虑,最需要的是家人的支持和关怀。所以,这个时候,丈夫应该温柔体贴,一方面照顾好妻子的饮食起居,尽量创造舒服温馨的家庭氛围;另一方面要耐心和妻子交流,帮助缓解她的紧张情绪,一同走过"害喜"期。

孕妇在经由饮食与日常生活作息的调整之后,若仍然会出现明显的"害喜"现象,则可与产科医师进行沟通,考虑是否需要服用止吐的药物。一般来说,产科医师较常使用的止吐药物包括抗组胺、促进肠胃蠕动的药物。由于孕妇用药须特别注意是否会导致胎儿畸形的问题,因此绝对不可以自行服用止吐成药,且除非必要,最好能够在孕期第 10 周后,再服用止吐的药物,以避开胎儿发育的关键时期(孕期第 4~10 周)。

当以上方法或药物都不能减缓"害喜"症状,且孕妇甚至出现持续呕吐、脱水、无法进食、体重大幅下降的现象时,则必须住院治疗,由医师针对症状进行静脉滴注,补充基本热能、水分、电解质等营养素,改善恶心呕吐、脱水的问题。

一般来说,早孕反应大约在孕期第 16 周就会结束,但若是孕妇出现呕吐持续不停的现象,则必须要特别注意,因为很有可能是伴随着其他身体疾病的发生。例如,肠胃器官的疾病(肠胃炎、肝炎、消化道溃疡、急性阑尾炎、胰腺炎、胆管疾病、急性脂肪肝、肠梗阻等)、泌尿器官的疾病(肾炎、肾结石、尿毒症等)、新陈代谢方面的疾病(甲状腺功能亢进、爱迪生病等)、多胞胎、子痫前期等。此时必须尽快就医,做进一步的检查,才不至于影响孕妇与胎儿的健康。

总之,早孕反应虽然会让孕妇产生身体不适的症状,但医师也特别强调,这是孕期的正常生理现象,并不是疾病,应该尽可能避免使用药物治疗,而从饮食、生活作息上加以调整,保持心情的舒畅,才是最正确的处理方式。

14. 怀孕早期出现腹痛怎么办?

许多孕妇常为了同一件事来看门诊——腹痛,担心会不会有早产的危险,害怕会不会影响了腹中的胎儿,还是长了什么东西,最后只好求助于医师。

实际上,常见于怀孕时期的腹痛,大都可归因于子宫早期收缩,但由于怀孕时,逐渐胀大的子宫会使得腹腔内的器官受到推挤移位,让怀孕时期一般腹痛与因怀孕而引起的腹部不适,难以区别,同时,偌大的子宫,也会遮蔽可能的肿瘤或病变。因此,即使是小小的不舒服也不应该掉以轻心!

孕妇腹痛应鉴别是否与怀孕有关,还是其他的急性腹痛,如果是与怀孕有关的,需要做进一步的检查;如果是一般急性腹痛,就需要外科会诊,共同找出可能的病症。因此,正确的认识与了解腹痛,将让准妈妈们更能安心度过孕期。

怀孕初期与怀孕有关的腹痛中,有些属于正常的生理现象:因子宫撑大所产生的胀痛感,尤其以初次怀孕的孕妇感受颇深。这种胀痛感通常不会太痛,稍事休息可以好转。其他的就属于异常状况:如果下腹感到持续如撕裂般的绞痛时,则有可能是宫外孕的征兆;若是下腹感到一阵阵的收缩疼痛,同时合并阴道出血,就有可能是流产的先兆;有些孕妇会在怀孕的初期,形成俗称水瘤的卵巢黄体,或在怀孕前就有卵巢肿瘤,有可能因此产生扭转或破裂,造成下腹持续的剧烈疼痛。遇到这些情形一定要求医就诊,待医师正确判断后给予适当的处置。

最常见的一般腹痛,当属肠胃炎。孕妇出现下腹痛、恶心、呕吐和腹泻等一般肠胃炎症状时,万不可自行到药房买药来服,一来药物对胎儿的安全与否不得而知;二来有时肠胃炎也会引起早产的风险。因此,及时到医院检查与治疗才是正确之道。但有些腹痛就没这么简单了,如急性阑尾炎、子宫肌瘤、急性胰腺炎、胆囊结石、胆囊炎、卵巢肿瘤、肠梗阻、尿道结石,因为怀孕的关系,诊断起来也有一定的困难。如果延误治疗,有时甚或有生命的危险,不可不慎。

15. 怀孕早期感冒和发热了怎么办?

怀孕妇女自身免疫力下降,较一般人群更易得感冒,通常普通的感冒病毒,如流感病毒、副流感病毒一般很少会引起胎儿的畸形,但是如果感染风疹病毒或巨细胞包涵体病毒易致胎儿畸形,应该尽量避免感冒,少去公共场所,如影院、剧院、商场,以及人多拥挤、嘈杂的地方以减少相关病毒感染的机会。

已经患上轻度感冒,如果仅仅是打喷嚏、流鼻涕和轻度咳嗽,可选用板蓝根冲剂等纯中成药,并多喝白开水,注意休息,感冒很快就会痊愈;如果有高热,剧烈咳嗽,就应及时就医,可选用柴胡注射液退热和纯中药止咳糖浆止咳。同时,也可采用湿毛巾冷敷,用30％左右酒精(或白酒冲淡一倍)擦浴,起物理降温作用。在妊娠期间,一些抗菌药物对胚胎有损害,例如,在妊娠晚期过多服用链霉素,会引起以新生儿的听力障碍;如果大量服用了氯霉素,会引起新生儿呼吸不全、发绀、腹胀等为特征的"灰婴综合征",氯霉素可引起新生儿造血功能的抑制;孕妇用了磺胺类药,可以在胎儿体内积聚,促使胆红质的游离,从而造成核黄疸。中草药的感冒药不良反应少而疗效好,可以选用,如银翘感冒片、羚翘感冒片等。

(四)孕中晚期相关的检查

1. 怎样定期进行产前检查?

孕妇定期做产前检查的规定,是按照胎儿发育和母体生理变化特点制定的,其目的是为了查看胎儿发育和孕妇健康状况,以便于早期发现问题,及早纠正和治疗。使孕妇和胎儿能顺利地度过妊娠期。整个妊娠的产前检查一般要求是9～13次。初次检查应在停经后3个月以内,以后每隔1～2个月检查1次,在怀孕6～7个月末(24～32周)每月检查1次,8个月以后(32～36周)每2周检查1次,最后1个月每周检查1次;如有异常情况,必须按照医师约定复诊的日期去检查。

定期检查能连续观察了解各个阶段胎儿发育和孕妇身体变化的情况，如胎儿在子宫内生长发育是否正常，孕妇营养是否良好等；也可及时发现孕妇常见的合并症，如妊娠水肿、妊娠高血压综合征、贫血等疾病的早期症状，以便及时得到治疗，防止疾病向严重阶段发展。在妊娠期间，胎位也可发生变化，由于胎儿在子宫里是浮在羊水中经常转动的，有时正常的头位会转成不正常的臀位，如果及时发现，就能适时纠正。如果不定期做检查或检查过晚，即使发现不正常的情况，也会因为延误而难于或无法纠正。因此，定期做产前检查是十分必要的。

妊娠末期勤检查更为重要，因为越接近预产期，越容易发生各种合并症，必须遵医嘱按期检查，以便及时得到医师的指导和监护。定期进行产前检查，还可按时接受孕期卫生知识的教育，以及接受临产前各种准备工作的指导。总之，为了母亲和婴儿的健康，孕期一定要坚持定期做产前检查。

2. 产前检查有哪些常规项目？

每个孕妇在孕期产检时都会接受大大小小的各种检查，这些检查有些是属于例行检查，有些则是属于定期检测的项目。

（1）例检：孕妇每次产检，尿样、体重、测量腹围和宫高、听胎心胎动等项目都是免不了的例行性检查。目的是监测妈妈和宝宝状况，协助顺利度过孕期。

①尿样：每次拿个尿杯和试管取样，已经成为孕妈妈上医院检查的一件必做事。应注意留取的必须是中段尿，否则会造成尿样中的蛋白含量高的假象，与妊娠合并高血压疾病相混淆。

②体重：称称自己又长了几公斤，看看从上次检查以来的饮食成果，估算一下腹中宝宝的重量。如果体重增长过快，医生就会给

出合适的增强运动、控制饮食的方案,当然如果体重增长的少,医生也会建议多补充些营养,让腹中胎儿顺利成长。

③胎心胎动:传统检测胎心、胎动的方式多是使用听筒,而现在多普勒胎心检查已经普及,宝宝的胎心跳动很快,120～160次/分钟为正常。28周后,每天至少1次数胎动,让宝宝和妈妈在孕期就能开始交流。

④腹围、宫高:腹围、宫高的检测也是每次孕检时会碰到的,医生的做法是竖直测量宫高,这也是测量宝宝生长情况的一个标准。准妈妈通常自己测不到或测不准宫高,而需要借助医生的专业手法。

(2)定期检查:如B超、血常规、唐氏筛查、胎心监护和脐血流等是在孕期的一定阶段需接受的检查。

①B超:每个准妈妈在整个孕期至少会接受3次B超检查,分别在12周后、24～25周和36周后。在孕后期,B超能大致估算出胎儿的重量范围,也能了解到宫内的情况。如果医生认为有必要的话,还会让准妈妈进行更多的B超检查。现代B超安全可靠,只要每次检查的时间在控制范围内,就不用担心超声波影响胎儿。

②血检:第一次在医院建立档案册时,会进行一次全面系统的检查,其中就包括血常规。通过它,孕妇对是否有孕期糖尿病的征兆、是否患有其他疾病,都可以有所了解。唐氏筛查就是通过血检可以做的一项检查。根据人种、准妈妈的年龄等,所推算出的唐氏比例也是不一样的。

(3)胎心监护:36周后,开始行胎心监护。每次最少20分钟,宝宝的活动、心跳次数都会一五一十地记录下来。如果发现宝宝的活动不明显或很少,可能宝宝正处于休息状态,但也有可能是宝宝的情况不妙,医生会根据实际情况来进行判断,采取进一步的治疗措施。孕妇先兆临产及临产时,胎心监护也能测出是否处于阵痛阶段。

(4)脐血流：脐血流的检查是通过多普勒仪进行的，与 B 超类似。但是，脐血流检查的是胎儿的血供情况，借此来查看宝宝是否有宫内缺氧等问题。

另外需要注意的是，每次体检，衣服宜宽松容易穿脱，鞋子的跟不应为高跟，但也不能为全平跟，2～3 厘米的低跟比较好。检查的事项很多，准备一个袋子，将所需的检查报告单放在一起，避免每次手忙脚乱找不着。

3. 什么是胎动？

计数胎动是自我监护胎儿情况变化的一种简便、安全而又可靠的手段。胎动正常是胎儿宫内良好的一种表现，当胎儿宫内缺氧时，往往首先胎动减少，继而消失，胎心音 24 小时也会消失，而胎动过频也是胎儿宫内缺氧的表现，常常是胎儿早期缺氧的症状，因此，每日监测胎动可预知胎儿安危。

健康的胎儿，发育到 3 个月时，器官系统就开始工作了，有的把羊水吞进胃里，再吐出来，有的还做出各种特殊反应：腿、脚、拇指和头部都会动，小嘴会张开、闭上、吞咽。刺激眼睑就会把眼睛眯起来，碰到小手会握紧拳头，若碰到小脚丫，便把小脚趾张开呈扇形，这些能力是先天性反射，可保留到出生后几个月消失。这种胎动从怀孕 2～3 个月就会开始，象征着生命的律动。当然，最初的感觉并不明显。一般说来，胎动从妊娠 18～20 周开始。最初的胎动很轻微，似肠子蠕动，随着妊娠的进展，胎动越来越强烈，孕妇感觉也越来越明显，到 28～32 周达高峰，37～38 周后稍有减少，到了妊娠最后 1 个月，胎儿长大充满宫腔，胎动反而略有减少。昼夜胎动变化规律为上午均匀，下午减少，夜间 8～11 时胎动最多。胎动与母体关系密切，如母体休息时胎动较多，运动时较少，母体情绪紧张时胎动减少,情绪平稳后胎动恢复正常,胎动与孕妇体位也有关。左侧卧位时胎动最多,站立时胎动少,当孕妇使用麻醉药、镇静药物时胎动也受到抑制。

胎动是胎儿在宫内安危的一个重要指标,通过胎动计数可以了解胎儿在宫内的情况。例如,胎动减少就是胎儿宫内缺氧的一个重要信号,常见于胎盘功能减退、胎儿宫内缺氧,是胎儿宫内窘迫的重要信号。胎儿缺氧是导致胎死宫内、新生儿夭折、儿童智力低下的主要原因。胎动完全停止后,24～48 小时内胎心也会消失。但是胎动过频往往是胎动消失的前驱症状,也应予以重视。孕妇从妊娠 7 个月就应该开始数胎动,这是孕妇在家中自我监测宫内胎儿安危情况的最可行、最简单的办法。进行胎动监测的方法是从妊娠 7 个月开始至临产前,每日早、中、晚固定时间各数 1 小时胎动,将 3 次胎动相加乘以 4,即得 12 小时胎动,如 12 小时胎动小于 10 次,或逐日下降 50％而不能复原者,说明胎儿在宫内有异常,应立即到医院检查。

4. 为什么要测量骨盆?

胎儿从母体娩出时,必须通过骨盆。除了由子宫、子宫颈、阴道和外阴构成的软产道外,骨盆是产道的最重要的组成部分。分娩的快慢和顺利与否,都和骨盆的大小与形态是否异常有密切的关系。

骨盆的大小,是以各骨之间的距离,即骨盆径线大小来表示。骨盆的大小与形态,因个人的身体发育情况、营养状况、遗传因素及种族差异而不同。因此,在正常范围内骨盆各径线,其长短也有一定的差别,目前在各种资料中描述的骨盆径线值,是许多正常骨盆的平均数值。

胎儿能不能通过骨盆而顺利的分娩,既与骨盆的大小有关,也和胎儿的大小有关。骨盆虽然形态正常,如径线小,胎儿虽正常也可能难产;然而当骨盆形态异常,而各径线都足够大时,分娩不一定困难。若骨盆大小正常,而胎儿过大,胎儿与骨盆不相称时,也会发生难产。若胎儿较小,即使骨盆小一些,也能顺利分娩。骨盆有大有小,胎儿也有大有小,即便是经产妇,每次妊娠的胎儿大小也不相同。

因此,为了弄清骨盆的大小和形态,了解胎儿和骨盆之间的比例,产前检查时要测量骨盆。有的医院在初诊时就测量骨盆,大多数的医院在妊娠 28~34 周测量骨盆,也有的医院在妊娠 37~38 周时,还要做一次鉴定(其中包括外阴消毒后的骨盆内测量或是经肛门测量骨盆),必要时进行 X 线骨盆测量,以判断胎儿是否能经阴道分娩。

5. 孕中期有哪些特殊检查项目?

妊娠中期,每 4 周进行一次产前检查(16、20、24、28 周)。孕中期检查内容有一些比较特殊的检查项目:

(1)孕 15~20 周应做唐氏综合征和神经管缺陷的血清学筛查。

(2)孕 20~24 周建议做 B 超筛查胎儿体表畸形。

(3)孕 24~28 周建议做妊娠合并糖尿病筛查(50 克葡萄糖筛查试验)。

6. 什么是绒毛吸取术?

绒毛是构成胎盘的一种非常细小的结构,呈手指状。绒毛的细胞来自受精卵,所以它们与正在发育的胎儿的细胞具有相同的染色体和基因构成。通过绒毛样本,医生可以了解这些细胞染色体的数目和结构是否正常。如果胎儿被怀疑有某种遗传性疾病的危险,从绒毛中提取的 DNA 可用于相关的检测。这种检查的优点就在于它可以在妊娠早期做出诊断结果。这就意味着如果检查结果揭示胎儿患有遗传病,而且母亲又同意终止妊娠,那么手术就可以尽早进行。这对母亲来说,无论从身体方面,还是精神方面来讲,都比较容易接受。

通常在妊娠第 11～13 周实施,分为经阴道、腹壁两种。无论何种入路,都需要借助 B 超引导,确定穿刺的正确位置,以免伤及胎儿。只要是侵入性检查都具有导致流产和感染的轻度危险,而施术者的经验对于降低手术的危险性是至关重要的。而在 11 周后实施,避免了使胎儿患肢体残缺的危险。术后可能出现少量阴道出血,一般不必担心。但是如果出血超过 3 天就应该看医生了。检查结果一般在术后 7 天得知,但完整的检查报告要在术后 2～3 周做出。

7. 什么是羊膜穿刺术?

羊膜穿刺术用以检查一些先天性缺陷,包括脊柱裂、先天愚型或唐氏综合征。羊膜穿刺术并不是一种常规的检查,只是在产科医生怀疑某种不正常或孕妇年龄大的时候才进行。它必须包括从子宫内包围着胎儿的羊水中取试样。任何在羊水中漂浮的被排出的细胞将提供准确的染色体数,以及提供表示不正常的染色体结构。

如果你已经有一个畸形的孩子,或者你的家族史有畸形儿时,医生将向你建议做羊膜穿刺术检查。胎儿的性别,可简单地通过检查皮肤的某些细胞就可以知道,因此,你可以查明任何与性别有关的异常是否已经遗传。一般情况下,医生不会轻易做这种试验来查明胎儿性别的,因为在怀孕 14 周不可能进行上述检查。

用超声波扫描法确定胎儿和胎盘的位置后,在腹部一小区进行局部麻醉,把安装有注射器的空心长针头小心地插入子宫内。从羊膜囊内抽取 14 克左右的羊水。然后把抽出的羊水用离心器迅速旋转,以分离出胎儿从羊水中排出的细胞,培养 2.5～5 周。

对于一个熟练的手术人员来说,进行"羊膜穿刺术"最低的失败率在英国为 1.2％,在美国是 0.5％。如果决定做羊膜穿刺术,应与医生商量,以衡量一下做手术的理由,并考虑清楚如结果不佳令人担心时,是否准备终止妊娠。

进行羊膜穿刺术等待检查结果的紧张心情大家都能理解。医生也可能在检查羊水时仅查明一种畸形,这意味着阴性结果可能不反映其他可能的问题。孕妇可事先告诉医生,自己想得到和想知道的所有检查结果。

8. 哪些孕妇考虑做羊膜穿刺术?

(1)分娩年龄在 35 岁或以上的妇女。

(2)一个子女或其他家庭成员有染色体异常的夫妇。

(3)检测结果(如扩大 AFP 测试)呈阳性的妇女。

(4)一方具有染色体重新组列(如易位或倒位)的夫妇。

(5)子女罹患遗传性疾病风险高的夫妇可以进行检测。

(6)曾经怀孕或生产过有神经管缺陷(如脊柱裂或无脑畸形)子女的夫妇。

9. 什么是 TORCH 检查?

TORCH 是一组病原体英文名第一个字母的组合,其中 T 为弓形虫,O 为其他病原体,如先天性梅毒、乙肝病毒、沙眼衣原体等,R 为风疹病毒,C 为巨细胞病毒,H 为单纯疱疹病毒。平时称

TORCH 为病毒四项,实际上应该是病毒五项才对。如果,感染了这五种病毒中的一种,都很容易造成流产、早产、死胎、胎儿畸形、残疾儿。

(1)感染风疹的影响:风疹病毒(R)主要经呼吸道传播。发热、头痛、乏力、喷嚏、咳嗽、流涕、咽痛等,从面部开始,全身性的皮疹,颈部、耳后有绿豆大小的、活动性良好的、肿大的淋巴结。胎儿宫内生长缓慢,白内障,动脉导管未闭,神经性耳聋,肝炎及黄疸。应在孕前至少 3 个月接种风疹疫苗。少到公共场所,尤其是人多拥挤的地方。如孕期急性感染,须终止妊娠。

(2)感染弓形虫的影响:弓形虫(T)以动物为主要宿主,寄居在动物身上,密切接触传染。部分人可出现低热、乏力、咽痛、淋巴结肿大、关节肌肉酸痛等症状,并有白带增多的现象。病毒会透过胎盘传播给孩子,导致流产、死胎或胎儿畸形、智力障碍等。应在孕前至少 3 个月,尤其是喜欢养猫的女性,应做 TORCH 病毒检测。孕前尽量不接触猫、狗等动物,不吃生或不熟的肉或蛋等食物。

感染病毒后经过治疗,至少要 6 个月以上的时间,方可考虑怀孕。孕早期感染,应及时终止妊娠,孕中、晚期应及时治疗,并适当补充叶酸。

(3)感染巨细胞病毒的影响:巨细胞病毒(C)可通过唾液、生殖道、胎盘或器官移植等多种途径传播。低热、乏力、关节痛、淋巴肿大。先天畸形、精神发育障碍、肝脾大、黄疸。应避免接触患者,除此之外,没有有效的预防措施。孕早期感染,应考虑终止妊娠。如孕期为复发或再次感染者,可以在医生指导下继续妊娠。

(4)感染单纯疱疹病毒的影响:单纯疱疹病毒(H)主要通过密切接触和性接触传播。小脓疱,从米粒到扁豆大小,有红晕,成群分布,感觉瘙痒异常,并伴有呕吐、腹泻、高热等。胎儿受到感染后,可导致死胎、畸形、早产等;在胎儿出生后,也可发生黄疸、肺炎、血小板减少、听力障碍等严重问题。

避免接触患者，除此之外，没有有效的预防措施。感染病毒经过治疗后，应在症状消除一段时间后再考虑怀孕。孕期感染，可考虑剖宫产，防止新生儿感染。

病毒四项的检查最好在怀孕前 6 个月进行，这样可以避免不必要的悲剧发生。如果感染了这些病毒的女性也不要太悲观，经过医生的治疗和指导，大部分人是可以安全健康地孕育下一代的。

10. 孕妇感染尖锐湿疣如何应对?

孕妇得了尖锐湿疣，不但会给患者本身带来痛苦和不适，而且对以后的分娩和新生儿会带来严重不良后果。设想在子宫颈、外阴口或阴道如长满了巨大的尖锐湿疣，分娩时胎儿如何能通过如此障碍重重、荆棘密布的产道呢？当胎儿经过含有大量人类乳头瘤病毒的产道时，带有病毒的分泌物怎能不玷污胎儿体表的皮肤和黏膜呢？因此，在新生儿和儿童中的肛门和外阴的尖锐湿疣和喉乳头瘤都是由分娩过程或与母亲密切接触而引起的。

(1)在怀孕前，发现男女任一方有尖锐湿疣时，一定要及时彻底治疗，尖锐湿疣在去除后，是很容易复发的。所以，即使治疗痊愈后，也要观察 3～6 个月肯定无复发的病损后才能怀孕。

(2)怀孕后出现的尖锐湿疣应该积极进行治疗。由于怀孕后母亲生殖器官充血变软和某些药物会对胎儿产生影响，所以对孕妇进行治疗时要考虑到这些限制和禁忌。可采用物理疗法和药物疗法结合起来治疗。外阴部的疣体用激光或冷冻治疗后，继以3%酞丁安霜外涂，防止复发;宫颈部位的疣体用电灼治疗后，继以3%酞丁安霜厚层外涂，每日 2 次，用药 4 周。

(3)对用上述方法治疗不能完全消除疣体者，或反复发作者，或在怀孕后期患尖锐湿疣者，不能操之过急，采用过多措施和峻猛药物,为避免感染给新生儿,应采用经腹剖宫产式取出胎儿。在产后8周之后再对产妇的尖锐湿疣进行治疗。

孕妇尖锐湿疣的处理有时是比较复杂的,临床上需要妇产科和性病科医师共同商量,根据孕期、疣体的部位、大小、数量而选择治疗方案。

(五)孕中晚期常见问题

1. 怎样做好妊娠期乳房的护理?

怀孕中晚期孕妇乳房会逐渐增大,随之而来的妊娠期的乳房护理也就非常的重要。主要包括以下几个方面:

(1)乳房的支托:首先,穿戴乳罩支托乳房,避免乳头与内衣的接触,可减轻不适。其次,穿戴乳罩可以维持正常而又美观的乳房外形。由于乳房没有随意肌,若不用乳罩支托,孕期的乳房外形则容易改变。合适的乳罩应该具备可以随意松紧的特点;随着胸围的增大,乳罩大小需要相应调整;乳罩支持乳头所在的正确位置应是乳头连线在肘与肩之间的水平位,防止乳房的重量将乳罩往背部方向牵拉。

(2)乳房的清洁:清洁乳房不仅可以保持乳腺管的通畅,又有助于增加乳头的韧性,减少哺乳期乳头皲裂等并发症的发生。在初乳出现阶段,初乳易在乳头处形成结痂,应该先以软膏加以软化,然后用温水试除。如果产前使用肥皂或酒精清洗乳头,除去了乳头周围皮脂腺所分泌可保护皮肤的油脂,乳头过于干燥,很容易发生皲裂而受损害。所以计划母乳喂养的孕妇,不主张使用肥皂和酒精来清洁乳房。乳房的护理应该暴露于阳光和空气中进行。

孕妇每天准备一条干净毛巾和温水清洗乳房,擦洗时切勿造成乳头的刺激感或酸痛。在怀孕的最后3个月,使用干毛巾摩擦乳头以增强乳头的韧性,有助于预防乳头破裂。也可指导孕妇,在清洗乳房后,用少量油脂置于拇指和示指上,然后用拇指和示指轻柔地旋摩乳头30秒钟,将油脂均匀地涂在整个乳头上。

(3)乳头的护理:正常的乳头为圆柱形,凸出于乳房平面,呈一结状。乳头扁平或轻度凹陷者,往往在分娩之后会自然凸出。如果乳头内陷,可致产后哺乳发生困难,甚至无法哺乳,乳汁淤积,继发感染而发生乳腺炎。故对乳头内陷者,应该于怀孕5~6个月时开始设法纠正。具体做法是以双手拇指置于靠近凹陷乳头的部位,用力下压乳房组织,然后逐渐向乳晕的位置向外推。每日清晨或入睡前做4~5次,待乳头稍稍突起后,用手指轻微提起使它更凸出。也可用拔火罐方法向外吸出,或用一个5毫升空注射器的外管扣在乳头上,用一橡皮管连接另一个5毫升注射器,利用负压抽吸方法也有助于乳头外凸。每次清洗乳房,软毛巾擦干后,以手指捏住乳头根部轻轻向外牵拉,并揉捏乳头数分钟,长期坚持,可克服乳头内陷。

2. 怎样做好妊娠期头发的护理?

怀孕后最好留比较易于梳理的短发,梳理和洗头都方便。要经常洗头以保持清洁,并可使头部的血液循环正常。洗头发时,要认真按摩头皮,擦干头发后,应该用梳子好好梳理头发,这样既可使头发保持光泽,又可以促进血液循环及新陈代谢。睡觉前梳梳头有利于更好的睡眠。另外,除非特别有必要,在孕期尽可能不要烫发。若一定想烫发,最好选择在怀孕16~24周。

3. 怎样预防和治疗孕中期头晕眼花？

妊娠使孕妇全身出现不同程度的生理变化，机体如不能适应，就会出现各种症状，头晕眼花就是其中之一。如果发生在早孕期，多无不良后果，可能是由于下列因素造成：

（1）孕妇的自主神经系统失调，调节血管的运动神经不稳定，可在体位突然发生改变时，因一过性脑缺血出现头晕等。

（2）由于妊娠反应引起的进食少，常伴有低血糖，因而容易头晕和眼花。特别是在突然站起、长时间站立、洗澡堂洗澡或在拥挤的人流中更易发生。一旦发生应立即蹲下，或躺下休息一会儿。若经常出现这种现象，就有患贫血、低血压或高血压、营养不良或心脏病的可能性，应及时就医检查。

（3）妊娠后，为适应胎儿的生长需要，孕妇血容量增加，血液相对就稀释了，形成生理性贫血，此时应定期检查血常规，如贫血严重则需要口服抗贫血药予以纠正。

头晕眼花发生在妊娠中期多是由于胎盘的动、静脉间形成短路，周围血管扩张，阻力下降，使孕妇的舒张压较妊娠前降低，以及孕期整个盆腔范围的血管显著增加，高度扩张，使血液较多地集中在有子宫的下腹部，加上增大的子宫又压迫下腔静脉的回流，使回心血量减少，致使心排血量下降，引起低血压及暂时性脑缺血。

头晕眼花如果发生在妊娠晚期，特别是伴有水肿、高血压等症时，绝不能等闲视之，它常是某些严重并发症如子痫的先兆，应尽快就诊，否则后果极为严重。在排除上述原因后则需到内科就诊，进行详细体检，明确具体原因以便积极治疗。

4. 怎样做孕中期的保健操?

(1)脚部运动

①把一条腿搭在另一条腿上,然后放下来,重复 10 次,每抬 1 次高度增加一些,然后换另一条腿,重复 10 次。

②两腿交叉向内侧夹紧、紧闭肛门,抬高阴道,然后放松。重复 10 次后,把下面的腿搭到上面的腿,再重复 10 次。

(2)腹肌运动:锻炼支持子宫的腹部肌肉。

①单腿屈起、伸展、屈起、伸展,左右腿各 10 次。

②双膝屈起,单腿上抬,放下,上抬,放下,左右腿各 10 次。

(3)骨盆运动:放松骨盆的关节与肌肉,使其柔韧,利于顺产。

①单膝屈起,膝盖慢慢向外侧放下,左右腿各 10 次。

②双膝屈起,左右摇摆至床面,慢慢放松,左右腿各 10 次。

如果要抽出专门的时间来练习体操,许多人就会嫌麻烦而坚持不下来,因此可以边看电视边做操。如果一个人没有兴致,可以与丈夫一起练习。

5. 什么是妊娠纹?

妊娠纹是萎缩纹的一种,萎缩纹是人体在怀孕、健身、体重骤增过程中产生的皮肤纤维断裂现象,呈红色、白色或紫色条纹。它还包括肥胖纹、运动裂纹,运动幅度较大的身体部位,除腹部外,还有股内、外侧、膝盖、臀部、腰骶等部位。

人的皮肤含有许多微细的弹力纤维和网状纤维,在正常情况下,皮肤弹力纤维与肌肉保持着一定的张力,有一定的伸缩度。澳大利亚 Stretch—away 医学专家通过对妊娠纹发生个体的研究,发现妊娠纹的形成原因 90% 是由于人体在怀孕期间,肾上腺分泌了大量的糖皮质激素,增加了皮肤弹力纤维和胶原纤维的脆性,当皮肤弹力纤维和胶原纤维的伸缩度达到一定限度时,就会引起弹力纤维和胶原纤维的断裂,形成妊娠纹。

当女性怀孕超过 3 个月时,增大的子宫突出于盆腔,向腹腔发展,腹部开始膨隆,受增大的子宫影响,皮肤弹性纤维与腹部肌肉开始伸长。尤其是怀孕 6 个月后更加明显。当超过一定限度时,皮肤弹性纤维发生断裂,腹直肌腱也发生了不同程度的分离。于是,在腹部的皮肤上出现了粉红色或紫红色的不规则纵行裂纹。产后,虽然断裂的弹性纤维逐渐得以修复,但难以恢复到以前的状态,而原先皮肤上的裂纹便渐渐退色,最后变成银白色,导致妊娠纹出现。

6. 孕妇便秘怎样预防和治疗?

从怀孕第 4 个月起,食物通过孕妇胃肠道的时间明显延长。通过时间常受血中激素的调控。孕酮使胃肠蠕动变慢,通过时间延长;胃动素则相反,它使胃肠道蠕动加快通过时间缩短。怀孕后血中孕酮增加近 80 倍以上,胃动素的含量却下降,致使胃肠道蠕动慢,食物通过胃时间长,自然容易发生便秘。除血中激素变化外还有其他因素:胀大的子宫对排便肌肉的压迫;盆底肌肉群因以往妊娠或胎头、子宫压迫直肠而弱化;因肛门直肠病(如痔核)引起疼痛等。

孕妇便秘的一般治疗与常人便秘相同:养成定时大便的良好习惯,利用胃—结肠反射即在早餐(或午、晚餐)后排便,可收事半功倍之效;增加食物纤维(水果、蔬菜、果汁)的摄入。

孕妇用泻药治疗便秘要特别小心,因为持续使用泻药或选择泻药种类不当,均可导致流产。不能用蓖麻油、番泻叶等刺激性泻药,此类泻药可引起腹绞痛,前者还可引起子宫收缩。不用润滑性泻药(液状石蜡),因它可减少母体对脂溶性维生素(维生素 A、维生素 D、维生素 E、维生素 K)的吸收,使新生儿易发生低凝血酶原血症(因缺乏维生素 K)而致出血。可以使用乳果糖、山梨醇、盐水等渗透性泻药,因这类泻药可增加渗透压能使肠腔内水分聚集增多,促使肠道扩张、蠕动而排便。粪便软化剂、膨胀剂也较广泛用于孕妇,一般无不良反应。如有粪便嵌塞必须灌肠时,应该用低压灌肠,并小心操作。

7. 怎样预防小腿抽筋?

大多数的准妈妈们在怀孕中、后期容易有腿部痉挛的情形,特别是发生在夜间,一般是腓肠肌(俗称小腿肚)和脚部肌肉发生痛性收缩。抽筋在孕期不适的症状中并非自然的生理反应,而是一种病态的现象,主要的原因可能是:腿部肌肉负担增加,体内钙与磷比例不平衡。怀孕期间走太多路、站得太久,都会令小腿肌肉的活动增多,以致孕妇体内的钙不敷使用,因而引起腿部痉挛;另外,血液循环不良或寒冷也是引起抽筋的可能原因。

抬脚加热敷效果显著。睡眠时保持下肢温暖,尤其入睡前,不要直接让小腿吹风或冷气,并采侧卧姿势,可以减轻症状;不要过度疲劳,避免走路太多或站得太久;休息时可平躺将脚部稍微抬高,脚趾向上伸展,可使小腿后部肌肉舒张,可减轻肿胀、不舒服;常按摩抽筋的脚部肌肉使循环增加以利排除代谢物,并可以配合热敷,晚上洗澡时,双腿泡热水 10 分钟,效果会更加显著。

平时多吃含钙丰富的食物,如牛奶、奶制品(起司、奶酪)、排骨、小鱼干,增加维生素的摄取量(尤其是维生素 D);少吃太咸、腌渍食物,如香肠、罐头食品,以免造成水肿。每天喝数杯新鲜柳橙汁、番石榴汁或番茄汁补充无机盐。

发生抽筋的时候,可下床脚跟着地,或平躺时脚跟抵住墙壁;

也可以将脚掌向上弯以抽伸小腿；另外，伸直膝盖，并把脚掌向膝盖的方向翘，向上屈曲，小心地以踝部进行绕圈运动，也可减轻症状。但是，如果抽筋情况严重的话，就一定要请医师诊治。

8. 妊娠中晚期睡眠要注意什么？

孕期睡觉的姿势与胎儿有较密切的关系。如右侧卧位或仰卧位时，供给胎儿的血液都会减少，而左侧卧位则可以供给胎儿较多的血液，这时宝宝在妈妈腹内就会更安逸。所以，从胎宝宝的健康出发，孕妈妈最好选择左侧卧位。

睡眠本该是最美好的一件事，竟然开始让一些人变得痛苦而恐惧。关于睡眠质量的问题，似乎正在变得越来越普遍，下面总结了导致睡眠质量下降的十大恶习，如果平时多注意生活中的小习惯，睡眠问题是可以改善的。

(1)睡前生气：睡前生气发怒，会使人心跳加快，呼吸急促，思绪万千，以致难以入睡。

(2)睡前饱餐：睡前吃得过饱，胃肠要加紧消化，装满食物的胃会不断刺激大脑。大脑有兴奋点，人便不会安然入睡，正如中医所说"胃不和，则卧不安"。

(3)睡前饮茶：茶叶中含有咖啡碱等物质，这些物质会刺激中枢神经，使人兴奋，若睡前喝茶，特别是浓茶，中枢神经会更加兴奋，使人不易入睡。

(4)剧烈运动：睡前剧烈活动，会使大脑控制肌肉活动的神经细胞呈现极强烈的兴奋状态，这种兴奋在短时间里不会平静下来，人便不能很快入睡。所以，睡前应当尽量保持身体平静，但也不妨做些轻微活动，如散步等。

(5)枕头过高：从生理角度上讲，枕头以8～12厘米为宜。太低，容易造成"落枕"，或因流入大脑的血液过多，造成次日头脑发涨、眼皮水肿;过高,会影响呼吸道畅通,易打呼噜,而且长期高枕,易导致颈部不适或驼背。

(6)枕着手睡:睡时两手枕于头下,除影响血液循环、引起上肢麻木酸痛外,还易使腹内压力升高,久而久之还会产生"反流性食管炎"。所以,睡时不宜以两手为枕。

(7)被子蒙头:以被蒙面易引起呼吸困难;同时,吸入自己呼出的二氧化碳,对身体健康极为不利。婴幼儿更不宜如此,否则有窒息的危险。

(8)张口呼吸:闭口夜卧是保养元气的最好办法,而张口呼吸不但会吸进灰尘,而且极易使气管、肺及肋部受到冷空气的刺激。最好用鼻子呼吸,鼻毛能阻挡部分灰尘,鼻腔能对吸入的冷空气进行加温,有益健康。

(9)对着风睡:人体睡眠时对环境变化的适应能力降低,易受凉生病。古人认为,风为百病之长,善行而数变。所以,睡觉的地方应避开风口,床离窗、门有一定距离为宜。

(10)坐着睡:有些人吃饱饭往沙发一坐,打开电视,沏壶茶,够舒服的。可能工作太累,看着电视就睡着了。因为坐着睡会使心率减慢,血管扩张,流到各脏器的血液也就少了。再加上胃部消化需要血液供应,从而加重了脑缺氧,导致头晕、耳鸣的出现。

9. 孕晚期的心理准备有哪些?

进入孕晚期以后,孕妇子宫已经极度胀大,各器官系统的负担也接近高峰,因而孕妇心理上的压力也是比较重的。由于体型变化和运动不便,孕妇心理上产生了一些变化,有许多孕妇会产生一种兴奋与紧张的矛盾心理,从而导致情绪不稳定、精神压抑等心理问题,甚至会因心理作用而自感全身无力,即使一切情况正常,也不愿活动。由于临近预产期,孕妇对分娩的恐惧、焦虑或不安会加重,对分娩"谈虎色变"。有些孕妇对临产时如何应付,如有临产先兆后会不会来不及到医院等过于担心,因而稍有"风吹草动"就赶到医院,甚至在尚未临产,无任何异常的情况下,缠住产科医生要求提前住院。所以,孕晚期心理保健应注意以下问题:

(1)了解分娩原理及有关科学知识:克服分娩恐惧,最好的办法是让孕妇自己了解分娩的全过程,以及可能出现的情况,对孕妇进行分娩前的有关训练,许多地方的医院或有关机构均举办了"孕妇学校",在怀孕的早、中、晚期对孕妇及其丈夫进行教育,专门讲解有关的医学知识,以及孕妇在分娩时的配合。这对有效地减轻心理压力,解除思想负担,以及做好孕期保健,及时发现并诊治各类异常情况等均大有帮助。

(2)做好分娩准备:分娩的准备包括孕晚期的健康检查、心理上的准备和物质上的准备。一切准备的目的都是希望母婴平安,所以准备的过程也是对孕妇的安慰。如果孕妇了解到家人及医生为自己做了大量的工作,并且对意外情况也有所考虑,那么她的心中就应该有底了。孕晚期以后,特别是临近预产期时,孕妇的丈夫应留在家中,使妻子心中有所依托。

(3)身体没有意外情况时,不宜提早入院:毫无疑问,临产时身在医院,是最保险的办法。可是,提早入院等待时间太长也不一定就好。首先,医疗设置的配备是有限的,如果每个孕妇都提前入院,医院不可能像家中那样舒适、安静和方便;其次,孕妇入院后较长时间不临产,会有一种紧迫感,尤其看到后入院者已经分娩,对她也是一种刺激。另外,产科病房内的每一件事都可能影响住院者的情绪,这种影响有时候并不十分有利。所以,孕妇应稳定情绪,保持心绪的平和,安心等待分娩时刻的到来。不是医生建议提前住院的孕妇,不要提前入院等待。

10. 孕晚期腰背痛怎么办？

在孕晚期部分准妈妈常会感到腰背痛。这是因为随着妊娠月份的增加，孕妇的腹部逐渐突出，使身体的重心向前移。为了保持身体的平衡，在站立和行走时常采用双腿分开、上身后仰的姿势。这就使背部及腰部的肌肉常处在紧张的状态。此外，孕期脊柱、骨关节的韧带松弛，增大的子宫对腰背部神经的压迫，也是造成腰背疼痛的原因。

为了预防和减轻腰背疼痛，应在孕早期就坚持做散步等适当运动，以加强腰背部的柔韧度。另外，还要注意保暖，睡硬床垫，穿轻便的低跟软鞋行走，还可对局部进行按摩。应注意避免拿重的东西，长时间保持某一姿势，或腰背部受凉，这些均能加重疼痛。

11. 孕晚期孕妇出行要注意些什么？

孕妇在选用交通工具时，要考虑到腹中胎儿的安全。因为拥挤、颠簸或持续长时间的途中疲劳对胎儿不利，容易引起流产或早产，所以最好不要挤乘公共汽车上下班，孕妇的腹部如果被挤、撞，很容易刺激子宫，引起子宫收缩，诱发流产或早产。农村孕妇不要乘拖拉机，因其震动、噪声过大、颠簸厉害，各地都有孕妇因乘拖拉机引起流产或早产的例子。平时习惯于骑自行车，而且车技较好的孕妇，可以照样骑车，和挤公共汽车相比，相对还安全些。同时，骑自行车还是一种适量的运动，可以增强肌肉力量，促进新陈代谢，因而有利于将来的分娩。但是，孕妇骑自行车也应该注意以下四点：

（1）要骑女式车，不要骑男式车。因男式车有横档，孕妇体笨，上下车容易使会阴部碰撞车的横档而受到损伤，造成会阴部皮肤破损,甚至出血,或引起皮下血肿、外阴或阴道内血肿。

(2)上车的姿势要从前上,不要从后上,以免腹部与坐垫碰撞。

(3)速度宜慢些,不要用力过猛,过度用力会引起盆腔充血。

(4)车坐垫宜低不宜高,以防摔倒跌伤。急刹车时,坐垫低人可由前面紧急下车,或双脚踏地,确保安全无恙。

孕妇长途旅行要注意途中安全。一般的探亲访友,最好暂停。若因工作必须,可乘火车或飞机。但长途火车要坐卧铺,不宜坐硬座,更不能打"站票"。长途汽车旅行比较辛苦,孕妇难以承受,应尽量避免。怀孕晚期因接近分娩,一般不宜长途旅行,尤其是不宜长时间地乘火车或轮船,以避免在火车或轮船上分娩。

12. 孕晚期要为小宝贝准备哪些物品?

产前怀胎十月,肚中的小生命就要跟妈妈见面了。作为准妈妈,随着预产期一天天临近,想想生宝宝后又不能很快出门,肯定已开始发愁准备哪些新生儿物品了。尤其是面对诸多的物品清单,再看看自己越来越笨重的身体,没经验的妈妈真不知道要买多少东西才能心里踏实。

(1)为宝宝准备好两盒最小号的一次性尿布和一些婴儿衣物、短袜及婴儿洗发精。

(2)带上一瓶婴儿润肤油,因为对于刚刚来到这个世界的宝宝来说,母亲的抚摩可以减轻他(她)的不安、烦躁,而且能早早地感受到亲情母爱。

(3)新生儿每日大小便次数频繁,可以用婴儿护肤柔湿巾方便地帮宝宝清洗臀部,然后再用些婴儿护臀霜来保护他(她)的小屁股。

(4)刚出生婴儿的皮肤褶皱处大都比较黏湿,如果用一些婴儿爽身粉轻拍在这些部位,会让宝宝感觉清爽舒适。

（5）准备一包脱脂棉，可随时帮宝宝清洁皮肤表面的污物。

（6）给宝宝哺乳时，可以用方巾垫在乳房下方，以防止乳汁弄污衣服。

（7）给宝宝洗澡，要用纯正温和、绝少刺激的婴儿沐浴露，所以可以先准备好，等宝宝出院后使用。

（8）出院时，需要一条软毯（厚薄根据季节而定）来包裹宝宝回家。

（六）孕期出现的异常情况及处理办法

1. 孕期阴道出血的常见原因有哪些？

大约有1/4的妇女在怀孕期间有阴道出血的经历。出血量可以不同，从血点、血斑到需要紧急到医院处理的大量出血。认真处理孕期出血至关重要。切记，至少在90％的病例，出血不会对妊娠造成危害。

怀孕早期（12周以前）出血或血斑相当常见，但并非意味着一定有问题。如果孕妇出现阴道出血，医生将进行多方面的检查。可能要进行骨盆检查、超声检查。为了检测妊娠激素，即人绒毛膜促性腺激素（HCG）水平，要进行血液检查。随着怀孕的进展，HCG水平会升高，故需要检查一次以上。经常会发现无原因的出血，而且不妨碍妊娠。少数妇女在整个妊娠过程中，会出现时隐时现的少量出血，却没有明显的原因。这可能与以下三种原因有关：①植入性出血——怀孕后10天左右，因为幼胚植入到子宫壁内，偶尔有少量出血，持续时间24～48小时，这是正常现象，不必介意。②激素性出血——在怀孕第4～8周，有的妇女可恰恰在其月经周期相对应的时间出现少量出血,这就是为什么有的妇女不知道自己已经怀孕的原因。③子宫颈外翻——怀孕早期的斑点状出血,可由子宫颈外翻引起。子宫颈外翻是因子宫颈内面的上皮细胞扩展到子宫颈表面并被感染所致。出血可发生在性交后,因为怀孕期间的子宫颈更柔软,更脆弱。除非炎症未被控制,子宫颈外翻对怀孕没有影响。但有 10% 的孕妇阴道出血会对妊娠造成危害。

(1)妊娠早期阴道出血的常见原因

①早期流产:如果怀孕早期分泌的孕酮量不够或因其他因素影响胚胎绒毛发育,子宫脱膜就会剥离出血,如月经样或成点滴滴的血性分泌物,并有下腹坠痛,引起流产。

②宫外孕:受精卵在宫腔外着床发育,逐渐增大使血管破裂,可在怀孕头 2 个月内出现较长时间的暗红色少量出血,一旦出血过多过久可危及生命。

③葡萄胎:这是一种滋养细胞肿瘤,在停经 2~3 个月或更长的时间内,出现阴道断续性出血,血中可发现水泡状物,多伴有子宫异常。

④宫颈疾病:包括子宫颈糜烂、息肉、肿瘤等。在怀孕早期可见阴道血性分泌物或性交后出血、伴有白带增多、有恶臭气味且量多。

(2)妊娠末期阴道出血的常见原因

①前置胎盘:指胎盘附着于子宫下段或覆盖子宫颈内口处。主要症状是怀孕 7 个月以上无缘无故地发生无痛性反复出血,孕妇可发生贫血。其贫血程度与出血量成正比,出血严重者会陷入休克,造成胎儿缺氧而死亡。

②胎盘早剥:妊娠 186 天以后或到分娩期,正常位置的胎盘在胎儿娩出前部分或全部从子宫壁剥离。往往起病急,发展快,若处理不及时,可威胁母儿生命。主要症状为阴道出血,出血量较多,

但贫血程度与出现血量不成正比。

③子宫破裂：子宫体部或子宫下段部分，在妊娠末期或分娩时发生裂伤，是产科极为严重的并发症。一般发生在分娩开始后，在产程中有强烈的宫缩、压痛明显，但剧烈腹痛之后，胎儿反而向内缩回，阴道出血不止，并出现休克症状。应立即住院抢救。

除上述情况外，宫颈糜烂也应引起孕妇的重视。大多数妇女婚后会有不同程度的宫颈糜烂。怀孕后，随着妊娠月份的增加，孕妇体内孕激素水平不断提高，使宫颈的柱状上皮向外移动、组织增生，宫颈糜烂症状明显加重，这时就容易阴道出血；过度的性生活、过食巧克力、辣椒、桂圆等热性、刺激性食物或火锅也会加重出血症状。这种出血与自然流产时子宫收缩，使胎盘与子宫分离造成的流血不同，这种出血并不直接影响胎儿的发育，只要及时止血，妊娠仍可正常进行。但如果不能及时治疗，就会进而影响妊娠，最终可能导致流产。宫颈糜烂引起的出血和先兆流产的出血在出血量、时间、颜色上，一般患者很难自己鉴别，所以要及时到医院检查，经阴道扩张后，糜烂宫颈上的出血病灶即可一目了然。治疗可从全身与局部治疗两方面进行，主要是止血与控制感染，同时也可以在医生指导下用黄体酮或一些中药安胎。

流产可发生在妊娠早、中期，阴道出血是妊娠中最常见的危险征兆，因此要引起高度重视。阴道出血量视流产类型而异，多数孕妇伴有下腹阵发性坠痛；随着病情的发展，阴道出血可逐渐增多，同时会出现腹痛次数增加、程度加重，腹部感到寒冷，有时感觉不到胎动等症状。如出血量大、下腹部疼痛频而重时，不论昼夜应立即送往医院。

这提醒我们：阴道流血的孕妇必要时要做妇科检查，以明确诊断，不能盲目保胎。何况先兆流产孕妇中，有的保胎效果并不见得有效，即使不做妇科检查也会流产。因此，只要孕期有阴道出血的现象就要及时到医院检查，以得到妥善的处理。

2. 怎样鉴别孕期的腹痛?

妊娠期腹痛包括生理性妊娠期腹痛和病理性妊娠期腹痛。

(1)生理性妊娠期腹痛:是由于妊娠后子宫体增大,对子宫圆韧带造成过度牵拉而导致的。此种情况多发生在孕妇妊娠3~5个月时。疼痛部位多在下腹部子宫体的一侧或两侧,疼痛多为牵涉痛、钝痛或隐痛。疼痛常发生在孕妇远距离行走或体位改变后,此种情况通常经卧床休息便可缓解。生理性妊娠期腹痛也可发生在胎动后或妊娠晚期的假宫缩后,但此种情况造成的腹痛一般仅持续数秒钟即可缓解。

(2)病理性妊娠期腹痛:原因则较为复杂,常见的原因有以下几种。

①葡萄胎:此种情况常发生在早期妊娠(怀孕4个月之内)的妇女身上。发生葡萄胎的妇女也有停经史,但其子宫体内并未孕育着真正的胎儿,而是一种水泡状的胎块。这样的妇女妊娠反应严重,子宫体增长得非常迅速。多数妇女会在停经后2~4个月时发生腹部胀痛或钝痛,并伴有阴道出血。

②流产或早产:将发生流产或早产的妇女常会出现阵发性或持续性的腹痛,并伴有下腹部坠胀、有阴道出血或有烂肉样的组织自阴道排出。

③宫外孕破裂:宫外孕破裂的典型表现是:早期妊娠的妇女在停经40~50天时,会突然出现下腹部一侧撕裂样的疼痛及肛门坠胀。常有急腹症的表现。

④胎盘早剥:此种情况多发生在妊娠7个月以后的孕妇身上。这样的孕妇常有妊娠高血压综合征、慢性高血压病或腹部受过外伤。也有少数孕妇无明显诱因而发生了胎盘早剥。胎盘早剥引起的腹痛与胎盘发生剥离面积的大小有关。胎盘剥离面积小的孕妇,

仅有少量的阴道出血及轻度腹痛；胎盘剥离面积大的孕妇，虽然其阴道流血并不多，但由于其子宫腔内的积血多，可使患者的腹痛剧烈，持续不断，腹部硬如板状。病情严重时，患者可出现休克。发生此种情况的孕妇，应及时去医院就诊，否则会危及胎儿的生命。

3. 孕妇为何会有鼻出血？怎样处理？

有些年轻孕妇身体素来健康，也无急、慢性疾患；鼻子无病，更无挖鼻孔的坏习惯，但常会鼻出血，这与内分泌有关。

妇女怀孕以后，血中的雌激素量要比妊娠前增加 $25 \sim 40$ 倍。在雌激素的影响下，鼻黏膜肿胀，局部血管扩张充血，易于破损出血。鼻中隔的前下方，本来就血管丰富，且位置浅表易受损伤，乃鼻出血的好发部位，再加上妊娠引起的变化，即使不受伤，亦会出血。

通常为鼻腔的一侧出血，并且出血量不多，或仅鼻涕中夹杂血丝而已，由于鼻出血的部位多数在鼻中隔前下方，所以，只需把出血那侧的鼻翼向鼻中隔紧压或塞入一小团干净棉花再压迫一下即可止血。若双侧鼻孔出血，可用拇指和示指紧捏两侧鼻翼部以压迫鼻中隔前下方的出血区，时间稍微长些（5 分钟左右）；再在额鼻部敷上冷毛巾（不时更换）或冰袋，促使局部血管收缩可减少出血、加速止血。鼻出血时，千万别惊慌，要镇静，因为精神紧张，会使血压增高而加剧出血。如果血液流向鼻后部，一定要吐出来，不可咽下去，否则将刺激胃黏膜引起呕吐，呕吐时，鼻出血必然增多。倘若采用上述措施鼻出血继续，则须赶快去医院耳鼻喉科就诊处理。

4. 孕妇容易出现哪些炎症？

炎症是由病毒或细菌感染引起的。一般病毒和细菌不会通过胎盘由母体传给胎儿,但麻疹、弓形虫病和李氏杆菌病却可能使胎儿受到感染。胎儿也可能会间接受到母体炎症(如肾炎)的感染,从而引起早产。

(1)尿路感染:患了尿路感染,会出现尿频、小便灼痛及小腹疼痛等。如治疗不及时,还会出现血尿和高热等症状。出现炎症,应及时用抗生素治疗。拖延病情会加重为肾炎,则可引起流产或早产。

(2)弓形虫病:该病通常没有什么症状,或有轻度感冒症状。如孕妇感染上了该病,应去医院检查,看胎儿是否感染。如果漏诊,可能会引起流产或死胎,甚至会使新生儿患上精神疾病或失明等。

(3)李氏杆菌病:其症状与流感和胃肠炎相似。如孕妇被确诊为此病,应采取引产措施,因为该病会导致早产、流产或死胎。由于引产胎儿不足月,抵抗力差,可能容易生病,因此应注射抗生素,防止败血症或脑膜炎。

(4)风疹:目前,此病在孕期已很少见。风疹会导致胎儿大脑和心脏的缺损、耳聋、白内障等。如在怀孕期间感染此病,胎儿多半也会被传染。

(5)疱疹:该病表现为阴道内外出现水疱,伴疼痛。若该病发生在孕期,而且为第一次,分娩时又出现溃疡,应采取刮宫产,以免感染新生儿,因为该病会损伤大脑。

5. 羊水过少怎么办?

羊水过少是胎儿危险的极其重要的信号。若妊娠已足月,应尽快破膜引产,破膜后若羊水少且黏稠,有严重胎粪污染,同时出现胎儿窘迫,估计短时间内不能结束分娩,在除外胎儿畸形后,应选择剖宫产结束分娩。

近年来,应用羊膜腔输液防治妊娠中晚期羊水过少取得良好效果。方法之一是产时羊膜腔安放测压导管及头皮电极监护胎儿,将 37℃ 的 0.85% 盐水以每分钟 15～20 毫升的速度灌入羊膜腔,一直滴至胎心率变异减速消失,或羊水指数(AFI)达到 8 厘米。通常解除胎心变异减速约需输注生理盐水 250 毫升(100～700 毫升)。若输注 800 毫升变异减速不消失为失败。通过羊膜腔输液可解除脐带受压,使胎心变异减速率、胎粪排出率,以及剖宫产率降低,提高新生儿成活率,是一种安全、经济、有效的方法,但多次羊膜腔输液有绒毛膜羊膜炎等并发症。

6. 羊水过多怎么办?

对羊水过多的处理,主要取决于胎儿有无畸形和孕妇症状的严重程度。

(1)羊水过多合并胎儿畸形:处理原则为及时终止妊娠。放出部分羊水后,引产。

(2)羊水过多合并正常胎儿:应根据羊水过多的程度与胎龄而决定处理方法。

①症状严重孕妇无法忍受(胎龄不足 37 周),应穿刺放羊水,以孕妇症状缓解为度。放出羊水过多可引起早产。放羊水应在 B 型超声监测下进行,防止损伤胎盘及胎儿。严格消毒防止感染,酌情用镇静保胎药以防早产。3～4 周后可重复以减低宫腔内压力。

②用前列腺素抑制药——吲哚美辛治疗。吲哚美辛有抑制利尿的作用,用吲哚美辛期望抑制胎儿排尿治疗羊水过多。用药期间,每周做一次 B 型超声进行监测。

③妊娠已近 37 周,在确定胎儿已成熟的情况下,行人工破膜,终止妊娠。

④症状较轻可以继续妊娠,注意休息,低盐饮食,酌情用镇静药,严密观察羊水量的变化。

无论选用何种方式放羊水，均应从腹部固定胎儿为纵产式，严密观察宫缩，注意胎盘早剥症状与脐带脱垂的发生，并预防产后出血。

7. 患妊娠高血压综合征怎么办？

（1）易发人群：流行病学调查发现初产妇、孕妇年龄小于 18 岁或大于 40 岁、多胎妊娠、妊娠期高血压病史、慢性高血压、慢性肾炎、抗磷脂综合征、糖尿病、血管紧张素基因 T_{235} 阳性、营养不良、低社会经济状况均与妊娠期高血压疾病发病风险增加密切相关。

（2）治疗：妊娠高血压综合征尚无可以治愈的方法。其基本治疗措施是保持安静状态，必要时用镇静药，使用解除血管痉挛的药物、降压药，必要时用利尿药，适时终止妊娠。症状轻时可以在家中治疗，注意休息，睡眠时采取侧卧位，不要吃得太咸，以免加重水肿，适当服用降压药。如进一步发展为重症，就要住院治疗。住院可以在医院的严格管理下进行治疗，医生会用一些作用较强的降压药，静脉滴注硫酸镁解除血管痉挛，水肿严重时用利尿药。如进行这些治疗症状好转，胎儿发育基本正常，可以等到 37 周分娩，但不能超过预产期；如果治疗后无好转或加重，那么在什么时期、采用什么方法分娩要根据医生慎重地判断而进行。

8. 孕期出现全身瘙痒怎么办？

不少孕妇在妊娠中、晚期出现皮肤瘙痒，瘙痒程度各不相同，可以从轻微偶然的瘙痒直到严重的全身瘙痒，个别甚至可发展到无法入眠的程度，其中以手心、足心瘙痒比较典型，也可以有腹部和四肢瘙痒，瘙痒严重时常可在皮肤表面出现抓痕，用一般的止痒治疗收效甚微。有些老年人认为这是"胎气"，无关紧要。其实，这是一种被称为妊娠期肝内胆汁淤积症的妊娠并发症表现。典型患者于患病早期就能在血清检测中发现胆汁酸明显升高。

研究显示，淤积在肝毛细血管内的胆酸可以从母体经过胎盘，使胎盘绒毛血管收缩，胎盘血流受阻，引起胎儿缺氧，严重时会出现胎儿宫内窒息死亡。胆酸通过胎盘后，能增加子宫收缩力，可诱发早产。而且孕妇并发妊娠期肝内胆汁淤积症后，可使肝脏合成凝血因子量减少而导致产后出血。因此，无论是产科医生还是产妇，均应对孕期出现的皮肤瘙痒给予高度重视。

孕妇一旦并发妊娠期肝内胆汁淤积症，首先，应该增加产前检查的次数，及时了解胎儿宫内情况。其次，孕妇可以通过自测胎动次数来自我监护，一旦发现胎动异常，包括胎动次数较平时明显减少或特别频繁，都需马上到医院进一步检查；孕妇可在医生的指导下接受药物治疗，定期检测血清胆酸值；如果妊娠已经超过32周，最好能住院观察，通过胎儿监护仪、测定胎儿成熟度、测定胎盘功能等来进行监护，如有异常则需要及时终止妊娠。再次，宜进低脂高蛋白、高维生素、清淡饮食，多食蔬菜、水果，多饮开水；注意个人卫生，勤换内衣裤，保持皮肤、外阴清洁。

9. 什么是前置胎盘？

胎盘正常附着于子宫体部的后壁、前壁或侧壁。如果胎盘附着于子宫下段或覆盖在子宫颈内口处，位置低于胎儿的先露部，称为前置胎盘。前置胎盘是妊娠晚期出血的主要原因之一，为妊娠期的严重并发症。多见于经产妇，尤其是多产妇。

10. 什么是胎盘早剥？

妊娠20周后或分娩期，正常位置的胎盘在胎儿娩出前部分或全部与子宫壁剥离,称为胎盘早剥。胎盘早剥为妊娠晚期的一种严重并发症,往往病急,进展快,如处理不及时,可威胁母儿生命,多见于经产妇。

11. 什么是胎儿生长受限?

胎儿宫内生长受限(FGR)定义:孕 37 周后,胎儿出生体重小于 2 500 克,或低于同孕龄平均体重的两个标准差,或低于同孕龄正常体重的第 10 百分位数。

12. 胎儿可能出现哪些先天畸形?

胎儿先天畸形是指由于内在的异常发育而引起的器官或身体某部位的形态学缺陷,又称为出生缺陷。在围生儿死亡中占第一位,出生缺陷发生的顺序为:无脑儿、脑积水、开放性脊柱裂、脑脊膜膨出、腭裂、先天性心脏病、21-三体综合征、腹裂及脑膨出。

(1)无脑儿:最常见,女胎比男胎多 4 倍。腹部检查时发现胎头较小,阴道检查时可扪及凹凸不平的颅底部。应注意与面先露、小头畸形、脑脊膜膨出鉴别。B 超下见不到圆形颅骨光环。无脑儿的垂体及肾上腺发育不良,故孕妇尿 E_3 值较低,羊水中甲胎蛋白值较高。无脑儿无存活可能,一经诊断应引产。

(2)脊柱裂:属脊椎管部分未完全闭合的状态。孕 18 周是 B 超发现的最佳时机,孕 20 周后表现明显,严重者应终止妊娠。

(3)脑积水:指脑室内外有大量脑脊液蓄积于颅腔内,致颅缝明显变宽、颅腔体积增大,常常压迫正常脑组织。脑积水常伴脊柱裂、足内翻等畸形。脑积水可致梗阻性难产、子宫破裂、生殖道瘘等,对母体有严重危害。腹部检查见胎头宽大,头位时跨耻征阳性。B 超示:孕 20 周后,脑室中线至侧脑室侧壁距离与中线至颅骨内缘距离之比＞0.5；胎头周径明显大于腹周径，颅内大部分被液性暗区占据，中线漂动。处理时以母体免受伤害为原则。

(4)联体儿：极少见，系单卵双胎所特有的畸形。分为相等联体儿和不等联体儿，B超诊断不困难。处理原则：一旦发现应尽早终止妊娠，以不损伤母体为原则，若为足月妊娠应行剖宫产。

13. 双胎妊娠要注意什么？

双胎妊娠其妊娠期及分娩期并发症与合并症较单胎妊娠明显增多，如处理不当则严重影响母亲及胎儿健康，甚至发生生命危险。因此，确诊为双胎妊娠的孕妇更应加强围生期保健，使母亲和胎儿安全的度过妊娠与分娩这一特殊时期。具体措施有以下几个方面：

(1)加强营养：两个胎儿生长所需营养量较大，如孕妇营养摄入不足，会影响胎儿生长发育和母体健康。因此，孕妇应增加营养的量与质，还要注意基本营养素搭配合理。若孕妇水肿较重时，应适当增加蛋白质摄入量，必要时可静脉输入白蛋白制剂，并给限盐饮食。

(2)预防贫血：双胎妊娠合并贫血患病率约为 40%，应常规补充铁剂及叶酸。严重者在医生指导下治疗。

(3)预防流产与早产：双胎妊娠由于子宫腔相对狭窄，胎盘血液循环障碍，其流产发生率较单胎妊娠高 2～3 倍，因此应加强孕期保护与监护。若一胎发生死胎，另一胎仍可继续生长发育，死亡的胎儿将被吸收或挤压成纸样儿随正常胎儿娩出，不必担心害怕，更不要引产终止妊娠。因双胎妊娠子宫过度膨胀，易发生早产，故应于中期妊娠后注意休息，避免房事，并提前 4 周做好分娩前的准备工作。

(4)妊娠高血压综合征：双胎较单胎妊娠的患病率高 3 倍，子痫则高 5 倍,因此应加强孕期检查,及早发现,及时治疗。

(5)预防产后出血:因双胎妊娠子宫过于膨胀,易发生宫缩乏力,造成产后出血而危及母体生命安全。故双胎妊娠的孕妇,一定要住院分娩,并注意预防和及时治疗产后出血。

(6)新生儿疾病:双胎妊娠胎儿发育较单胎妊娠相对差些,如体重大多低于 2 500 克,因此应注意预防呼吸窘迫综合征、新生儿硬肿症、吸入性肺炎等新生儿疾病,并应为新生儿喂养做好充分的思想和物质准备。

14. 出生巨大胎儿要注意什么?

出生体重达到或超过 4 000 克的胎儿称为巨大胎儿,往往父母身体高大,糖尿病产妇,或过期胎儿等因素易发生巨大胎儿,产前诊断巨大儿,短期试产失败后,经常采用剖宫产。未预测出的巨大儿,分娩时易发生肩难产。不管产妇有否糖尿病,只要是巨大儿生后 20 分钟即要查血糖,注意新生儿发生低血糖情况。如分娩时发生肩难产,生后要仔细检查胎儿锁骨是否骨折。骨折常发生在锁骨中部,受伤侧肩部活动受限,局部肿胀,折断处有骨摩擦音,胎儿拥抱反射消失,如局部无症状,怀疑骨折,X 线片可帮助确诊,锁骨骨折不需要外固定,护理时勿牵动患肢,2 周后痊愈,预后良好。另外,巨大儿生后要特别注意红细胞增多症,静脉血红细胞压积>65% 即可诊断,症状是表情淡漠,嗜睡,肌张力低,活动后皮肤呈红紫色,有时气急、青紫、呼吸暂停等。出现的神经症状是因低血糖、低血钙造成。一旦发生应及时进行换血疗法。

15. 何谓胎儿窘迫? 胎儿窘迫怎么办?

胎儿窘迫是指胎儿在宫内有缺氧征象危及胎儿健康及生命,

胎儿窘迫是一种综合抗体症状,是当前剖宫产的主要适应证之一,胎儿窘迫主要发生在临产过程,也可发生在妊娠后期,发生在临产过程者,可以是发生在妊娠后期的延续和加重。

积极查找原因,并排除心衰、呼吸困难、贫血、脐带脱垂等,及早纠正酸中毒,产妇有呕吐,肠胀气,进食少时,可引起脱水,酸中毒,电解质紊乱,应静脉补液纠正,尽快终止妊娠,若宫内窘迫达严重阶段必须尽快结束分娩。宫颈尚未完全扩张,胎儿窘迫情况不严重,可吸氧,进入第二产程时可持续吸氧,同时培养产妇左侧卧位,注意观察胎心,做好新生儿窒息的抢救准备,必要时可行剖宫产手术,宫口开全,胎先露部已达坐骨棘平面以下 3 厘米者,吸氧,同时尽快助产,经阴道娩出胎儿。

对多种慢性胎儿窘迫的处理主要是针对病因,视孕周、胎儿成熟度和窘迫的严重程度决定处理,积极治疗合并症,争取改善胎盘供血。延长周数,若情况难以改善,接近足月妊娠,估计胎儿娩出后生存机会大者,应考虑剖宫产,如果离足月妊娠还远,胎儿娩出后生存可能性小,但胎盘功能不佳,继续妊娠胎儿发育必然受影响,预后较差,这种情况应向家属说明。

16. 胎膜早破怎么办?

胎膜在临产前破裂称胎膜早破。应针对胎膜早破的常见并发症(早产、感染及脐带脱垂)采取防治措施。一般破膜后常于 24 小时内临产,不论孕龄大小,均不宜阻止产程进展。先露高浮的孕妇,破膜后应卧床休息,抬高床脚,使头低臀高,以防脐带脱垂,尤其是臀位和双胎产妇,更应如此。保持外阴清洁,破膜超过 12 小时者,应给予抗生素以预防感染。孕龄＞36 周,超过 24 小时未临产者,胎膜、胎盘感染或围生儿患病率及死亡率均相应增加,为减少感染机会,防止母儿并发症,应积极引产。若＜36 周,未临产,胎儿未成熟,而孕妇要求保胎者,可在积极监护和预防感染的前提下,绝对卧床休息,给予宫缩抑制剂,继续妊娠,争取得到促胎肺成熟和促宫颈成熟的时机,有利于围生儿的预后。如出现羊膜炎的体征(母、胎心率加速,胎心可达 160 次/分钟,子宫压痛、有宫缩、羊水臭、阴道有脓性分泌物排出,白细胞计数可达 $15×10^9$/升以上,C 反应蛋白>2 毫克/分升。)应立即引产,必要时剖宫产。对胎位不正、头盆不对称、骨盆狭窄,以及其他产科并发症者,应根据情况做相应处理。

(七)孕妇合并内外科疾病的处理

1. 妊娠期患心脏病怎么办?

妊娠合并心脏病时,关键是减轻工作负荷,及时处理合并症及产科并发症,维持心功能。一般在妊娠 20 周前每 2 周产检 1 次,孕 20 周后应每周随诊 1 次。每次产检,都要进行心功能的评估。患有妊娠期心脏病的孕妇,需要限制体力活动在可接受的范围内,每晚保证 9 小时睡眠,中午短时间卧床休息;减少社交活动;避免仰卧位。要限制过度加强营养而致体重过度增长,应每月增长不超过 0.5 千克,整个孕期增加体重不超过 12 千克。但应有合理的蛋白质、维生素及铁剂的补充。贫血将加重心脏的负担,所以在孕 20 周后预防性应用铁剂是可取的。不必过分限制摄入盐,否则会影响蛋白质的摄入,每日入量 3～4 克,血钠不超过 130 毫摩/升为度。尽量避免出入公共场所,尤其避免与有呼吸道感染的患者接触。一旦有感染症状,即使只是感冒,有条件的应住院治疗,不能住院的也必须停止一切工作及活动,同时接受治疗。接受任何小手术或创伤,有伤口者应及早使用广谱抗生素预防感染侵及心脏。

出现任何合并症或早期心衰的症状都该积极住院治疗,这些症状包括轻微活动后即感胸闷、气急;睡眠中感憋气而觉醒者,或休息时心率达 110 次/分钟,呼吸大于 20 次/分钟者。孕期经过顺利,也应在孕 36～38 周提前入院。

对于分娩方式的选择,妊娠期心脏病不是剖宫产指征,也不是手术禁忌证。心功能 1～2 级者可引导分娩,当存在产科指征或心功能 3～4 级者,应及时行剖宫产。

2. 如何发现妊娠期糖尿病?

妊娠糖尿病孕妇往往无特殊不适。故目前在医院门诊孕期保健工作中,对孕妇均进行常规的糖尿病筛查,尤其是有高危因素、容易发生妊娠糖尿病的孕妇,均应在首次产前检查时即做相关的筛查。

高危因素包括:直系亲属有糖尿病家族史;年龄≥30 岁;明显肥胖;有异常妊娠分娩史,如流产、早产、死胎、死产、新生儿不明原因死亡及新生儿畸形等;有生产巨大儿史(胎儿出生体重超过 4 千克);有过妊娠糖尿病史;本次妊娠胎儿有异常(羊水过多,胎儿畸形);本次妊娠有其他妊娠合并症;有糖尿病症状;尿糖阳性。

对有以上高危因素的孕妇,要查空腹血糖,一般孕妇空腹血糖值应为 5.3～5.6 毫摩/升。如空腹血糖正常,则进行妊娠糖尿病筛查,即在清早空腹服 50 克葡萄糖(将 50 克葡萄糖溶于 200 毫升水中,5 分钟内一次喝完),服后 1 小时取血糖,正常值不超过 7.8 毫摩/升。如果筛查结果正常,应在妊娠 24～28 周复查。

没有以上高危因素的孕妇目前均在妊娠 24～28 周间常规进行妊娠糖尿病筛查。如 50 克葡萄糖筛查异常者(超过 7.8 毫摩/升)给予做糖耐量试验,即清早空腹取血查空腹血糖后,将 75 克葡萄糖溶于 400 毫升水中,5 分钟内一次喝完,服后 1 小时、2 小时、3 小时各取血 1 次。其正常值:空腹血糖应<5.3~5.6 毫摩/升,服糖 1 小时血糖应<10.5 毫摩/升,服糖 2 小时血糖应<9.2 毫摩/升,服糖 3 小时血糖应<8.0 毫摩/升。如以上血糖检验结果有两次或两次以上异常,则可诊断为妊娠期糖尿病。这是早期发现、早期诊断妊娠期糖尿病的惟一可靠方法。

3. 妊娠期糖尿病如何治疗?

(1)饮食控制:80%的妊娠期糖尿病患者仅需饮食控制就能维持正常血糖,主食应少量多餐,每日分 5~6 餐,少吃含淀粉类食品,多摄入富含纤维素食品。

(2)胰岛素治疗:经严格饮食控制血糖仍不正常时,需及时加用胰岛素治疗。

(3)及时检查:孕妇监护除一般的产前检查外,还需进行肾功能监护、眼底检查、监测血压,结合 B 超观察宫底高度变化,及时发现巨大胎儿或者羊水过多。

(4)胎儿监护:显性糖尿病患者孕 18~20 周常规 B 超检查,核对孕龄并排除胎儿致命性畸形,孕晚期应定期复查 B 超、彩超检查,监测胎儿发育情况。

(5)妊娠终止:妊娠期糖尿病如血糖控制良好,且无合并症,胎儿宫内情况正常,可在接近预产期终止妊娠,若血糖一直控制不满意,且合并高血压疾病、血管疾病、胎盘功能不良时,应及时终止妊娠。

(6)新生儿处理:所有新生儿均按早产儿处理,注意保暖和吸氧,提早喂糖水,提早喂奶,监测血糖变化,并检查新生儿有无畸形。

(7)产后随访:产后 1 周内查空腹血糖以判断是否需要胰岛素

治疗,产后 2 个月复查葡萄糖耐量试验(OGTT),正常者每 2 年检查一次血糖,若有症状提前检查。

4. 妊娠期患病毒性肝炎怎么办?

(1)妊娠早期:妊娠合并轻型病毒性肝炎可继续妊娠,同时给予保肝治疗。若病情较重,应积极治疗肝炎,待病情好转后,可以考虑终止妊娠(人工流产),以免对妊娠不利,影响母体和胎儿的安全,又可防止肝炎进一步发展。

(2)妊娠中晚期:手术引产危害较大,一般不考虑终止妊娠。但病情严重者,经过保守治疗无效的情况下,就要考虑终止妊娠。

(3)分娩期:应配好新鲜血,做好抢救休克及新生儿窒息的准备。尽量采取阴道分娩,但要减少产妇的体力消耗。重点是防治出血。

(4)产褥期:应用抗生素预防产后感染。严密观察产妇的肝、肾、心的功能变化。产后不宜哺乳,以减少体力消耗和防止肝炎病毒传染给新生儿。

乙型肝炎表面抗原阳性母亲所生下的新生儿,出生后 48 小时内肌内注射特异高效价的乙型肝炎免疫球蛋白(HBIG)1 毫升,以后在 3 个月和 6 个月各注射 1 次。乙型肝炎疫苗,每次 1 毫升,肌内注射 3 次,第二次与第一次相隔 1 个月,第三次相隔 6 个月。

5. 妊娠期贫血怎么办?

(1)对于铁缺乏造成的贫血,食物强化铁剂的方法取得了很好的效果。常用于强化铁剂的食物有面粉、玉米粉、酱油、糖、食盐等。我国现正实施酱油中强化铁剂预防贫血。

(2)改善饮食,吃富含铁的食物。动物性食物中肝脏、血豆腐及肉类中铁的含量高、吸收好。蛋黄中也含有铁,蔬菜中铁的含量较低,吸收差,但新鲜绿色蔬菜中含有丰富的叶酸,叶酸参与红细胞的生成,叶酸缺乏造成巨细胞贫血,也可引起混合性贫血。因此,饮食中既要食入一定量的肉类、动物肝脏、血豆腐;也要食用新鲜蔬菜。动物肝脏中既含有丰富的铁、维生素 A,也有较丰富的叶酸,维生素 A 对铁的吸收及利用也有帮助。每周吃一次动物肝脏对预防贫血是十分有好处的。

（3）对于中度以上贫血,口服铁剂治疗也是十分必要的。孕期贫血除服铁剂以外,服用小剂量的叶酸（每日 400 微克）不仅有利于预防贫血,还有利于预防先天性神经管畸形和先天性心脏病。但叶酸剂量不要大。

6. 妊娠期血小板减少怎么办？

对于无症状的轻、中度血小板（PLT）减低患者（血小板 $>50 \times 10^9$/升）,完全可以作为正常妊娠处理,指导产前维生素的补充,早孕期间每月复查一次血小板记数,注意血小板变化的趋势与绝对值同样重要。如无产科指征,可等待其自然分娩。但如果 PLT $< 80 \times 10^9$/升,不建议使用脊髓或硬膜外麻醉。

对于 PLT（$20 \sim 40$）$\times 10^9$/升的患者,结合出血倾向,应考虑用糖皮质激素和（或）丙种球蛋白。

对于严重血小板减低的患者（PLT $\leqslant 20 \times 10^9$/升）,丙种球蛋白可间隔 $1.5 \sim 2$ 周周期性反复使用;可考虑使用大剂量糖皮质激素;还可用硫唑嘌呤等免疫抑制药。至于耐药的病例,最后的办法是做脾切除,手术应争取在孕中期进行。

分娩方式的选择:尽管仍然存在干预和非干预两派意见,但大多数学者倾向于保守策略。新的观察资料表明,剖宫产并不减少新生儿颅内出血的危险,而大多数母体的并发症见于剖宫产而非阴道分娩,通常归因于凝血功能的损害和手术操作的风险。为辅助手术而使用丙种球蛋白、输血和血小板等治疗,还使住院时间长且花费惊人。

7. 妊娠期甲状腺功能亢进怎么办?

患者应注意适当休息,避免情绪波动。因甲亢会消耗体内过多的能量,应采用"三高"饮食,即高热能、高蛋白、高糖类的食物,同时还要补充维生素,以满足身体的代谢需要。当经过治疗后,甲亢症状得以改善,相应的检查指标数值也下降时,若患者的食欲仍旺盛,应提醒患者适当节制饮食,以免引起体重过分增加,导致分娩困难。

对于出现甲亢症状的患者,如情绪易激动、失眠、心悸、食欲亢进、体重下降等,应先使用抗甲状腺激素类药物治疗,以减少甲状腺激素的分泌。常用的药物有丙硫氧嘧啶、甲巯咪唑等,但都有一定的不良反应,如白细胞减少、皮肤瘙痒、红疹、喉痛及发热等。因抗甲状腺激素类药物可自由进入胎盘,当用药剂量过大时,可抑制胎儿甲状腺的发育,造成甲状腺功能低下,甚至影响胎儿脑及骨骼的发育。因此,必须在医生指导下用药,严格执行用药剂量。对于药物的使用,在原则上应该使用最低剂量,以减少胎儿甲状腺功能不足的情况,但同时又足以控制孕妇的病情及避免胎儿患甲亢。当病情减轻或稳定后,应减少药物的剂量,采用尽可能小的剂量以控制症状,维持正常游离甲状腺素水平,但绝不可自行骤然停药,以免病情复发。

当药物治疗不能缓解症状时,应考虑手术治疗以切除甲状腺。手术一般在妊娠中期(妊娠13～28周)进行,在此期间施行手术可减少流产的危险性。

若女性在怀孕前就已经确诊为甲亢,为了保证母体与胎儿的安全,最好在甲亢治愈后再怀孕。对于甲亢症状较轻的患者,经过治疗后,病情可得到很好的控制时,可以怀孕,但应定期去医院检查,以密切监控病情。怀孕期间禁止使用放射性核素碘治疗。因用此方法治疗时,在减少母体甲状腺激素的同时,也会使胎儿的甲状腺激素减少,造成胎儿发生先天性甲状腺功能减退(甲减)。

分娩后,孕妇在服药期间,不宜给胎儿哺乳,同时应检查胎儿甲状腺功能,及早发现胎儿是否有先天性的甲状腺疾病,如先天性甲亢、先天性甲减、巨大甲状腺肿等。若发现应及早治疗。

8. 妊娠期患肺结核怎么办?

(1)加强产前保健:多数患者在孕前已明确诊断而及时治疗,妊娠均可获良好结局,个别重度肺结核患者,一旦怀孕可发生不良后果。

(2)播散性或纤维空洞型肺结核未经治疗者:应在怀孕6~8周内,行人工流产术,经治疗病情稳定后再妊娠。

(3)药物治疗:妊娠期已不主张应用链霉素因可能使胎儿听神经受累致使听力减退或完全丧失。孕期结核病的第一线药物为异烟肼(INH)、乙胺丁醇,如再加用维生素 B_6 则可防止 INH 对胎儿潜在的神经毒性,所以 INH 与乙胺丁醇在妊娠各期为首选药。

(4)产科处理

①孕期处理:凡是病情允许妊娠者,抗结核治疗和孕期保健必须同时进行。对严重患者应在结核病疗养院或家中对她们行孕期保健检查,特别注意精神安慰和鼓励,消除思想负担,有利防止高血压等妊娠并发症。

②分娩期的处理:产程开始更要注意热能的供应和休息,防止因热能供应不足或精神紧张而引起的宫缩乏力。第二产程多需产钳或胎头吸引器助产,以免疲劳过度使病情加重。如需剖宫产者,

均行硬膜外麻醉为妥。产后注意出血感染。

③产褥期的处理:对于活动性肺结核产妇,必须延长休息和继续抗结核治疗及增加营养,并积极防治产褥期感染。新生儿应与患母隔离,并及时接种卡介苗。如果产妇为播散性肺结核患者,则其婴儿需用异烟肼每日 15～20 毫克/千克体重,持续 1 年;如果结核菌素皮肤试验及 X 线胸片均阴性,则可用卡介苗;如皮肤试验阳性而 X 线胸片阴性,则需继用异烟肼 1 年;如皮肤试验及 X 线胸片均为阳性,则需另加其他抗结核药物。

必须注意的是,如遇有产后原因不明的发热,不能以宫内感染解释,则应考虑是否有肺结核病灶的扩散,应进一步行 X 线胸片检查,明确诊断。

9. 妊娠期患急性肾盂肾炎怎么办?

(1)疏通积尿:左右轮流侧卧,多饮水使每日尿量＞2 000 毫升。

(2)消灭细菌:根据尿细菌培养和药敏试验结果选用抗生素。

(3)防止药物对胎儿的损害:急性肾盂肾炎是妊娠期较常见的并发症,一般不仅是肾盂发炎,常伴肾炎。患病率为 0.5%～8%,其中部分患者为无症状菌尿症,容易被漏诊。3% 患者发生中毒性休克,若不彻底治疗,可反复发作转化为慢性肾盂肾炎,甚至发展成为肾衰竭,危及生命。故治疗的关键是及时彻底治愈。据中段尿培养和药敏试验结果选用抗生素,抗生素用量要足,但又要考虑药物对肾功能及胎儿的损害,症状体征消失后,反复行尿细菌检查均阴性,尚要追踪半年才算治愈,给患者解释彻底治疗的重要性,取得合作,经正规治疗,多数患者可治愈,无症状性菌尿症者,有30% 发展成为症状性肾盂肾炎,故一旦发现,也须及时治疗。多数患者胎儿可以存活,但重症者可发生流产、早产。早孕时发病可引起胎儿神经管发育障碍。

10. 妊娠期患慢性肾炎怎么办？

(1)慢性肾炎患者怀孕的条件

①急性肾炎已经治愈。

②慢性肾炎处于稳定期。

③以上两种情况最少维持 2 年以上。

④只有轻度蛋白尿、水肿，而且没有高血压的一型慢性肾炎患者可以怀孕。

⑤如果仅有蛋白尿，或者有高血压，而且血压低于 150/110 毫米汞柱，肌酐不超过 1.4 毫克/分升者，可在严密监护下怀孕。

(2)不宜怀孕的情况：如果慢性肾炎的女性怀孕前已有蛋白尿，或高血压，而且血压超过 150/110 毫米汞柱，肌酐水平大于 2.5 毫克/分升，就不适合怀孕，一旦怀孕应在 3 个月内进行人工流产。

(3)分娩时机与方式：目前对慢性肾炎没有特效治疗药物，整个怀孕期间都应密切监护孕妇和胎儿，根据孕妇、胎儿的状况决定是否可以继续妊娠，并根据孕妇的血压、尿蛋白、肾功能、孕周、胎盘功能及胎儿状况，综合分析决定分娩时机及分娩方式。

①一般经过治疗，妊娠维持到 36 周时，可以根据病情考虑终止妊娠。此时胎儿已经成熟，分娩可使胎儿及早脱离不利的环境，同时也避免加重孕妇肾损害。

②合并妊娠高血压综合征或者血压不易控制、肾功能减退时，在胎儿月龄较小时也应考虑通过药物促使胎儿肺成熟，以便及时终止妊娠。在怀孕 33 周以后，婴儿已有存活可能，如果这时出现严重的胎盘功能减退，应及时进行剖宫产，避免胎死宫内。

③分娩方式：因怀孕合并慢性肾炎时胎盘功能低下的机会增

高,须提前终止妊娠,而且宫颈多不成熟,胎儿对缺氧的耐受能力差,所以应考虑剖宫产。新生儿出生后因体质弱,一般需要做特殊护理。

患慢性肾炎的孕妇,应保持情绪稳定,保证充足的休息、睡眠,注意防止风寒、感染。适合吃含优质蛋白质、维生素丰富的食物,并适当减少食盐量。体质较弱或合并贫血、低蛋白血症时,应及时纠正。怀孕到了中期后,卧床休息应取左侧卧位。定期到医院检查体重、血压、化验小便,以便及早发现妊娠高血压综合征。

11. 妊娠期患系统性红斑狼疮怎么办?

系统性红斑狼疮好发于生育年龄女性,其生育能力与正常人相同。系统性红斑狼疮患者能否怀孕,这是患者及其家庭成员经常向医生提出的问题。病人能否怀孕,是一个应十分慎重对待的问题。因为系统性红斑狼疮与妊娠可以互相影响,系统性红斑狼疮患者怀孕胎儿异常发生率比正常人群高。妊娠可以加重狼疮病情。因此,红斑狼疮病人何时可以妊娠及妊娠时怎样控制病情,必须由专科医生根据病人具体情况来决定,病人不能自作主张。系统性红斑狼疮对妊娠的影响是肯定的,患者在妊娠的最初 3 个月可能发生流产。特别是处在活动期的狼疮肾炎患者,有 50％的孕妇发生流产,2/3 左右的孕妇出现早产或死胎。妊娠对系统性红斑狼疮影响也很大,大约有半数以上的患者在怀孕末 3 个月和产后数月内病情加重或复发。病情处于缓解期的红斑狼疮孕妇,复发的机会少些;活动期的红斑狼疮孕妇,其病情恶化的机会比缓解期高得多。妊娠对系统性红斑狼疮最为严重的影响是肾脏的损害,可出现肾脏病变或使原有的肾脏病变加重,导致肾功能减退,甚至肾衰竭,因尿毒症而死亡。处于活动期的孕妇,发生肾脏病变的可能性更大,病情严重,表现有高血压、蛋白尿和氮质血症,甚至发生子痫。

　　鉴于妊娠与系统性红斑狼疮互相有不良影响,处于生育期的女性患者不能不认真考虑,持慎重的态度对待这一问题。首先要与专科医生保持联系,且从确诊为本病之日起要定期接受检查,医生从始至终掌握疾病的整个发展变化过程。何时可以妊娠,妊娠后病人应注意什么问题,不能妊娠的患者需采取什么避孕措施等都必须接受医生指导。一般认为,红斑狼疮病人最好在病情稳定后2年以上才能妊娠,有过狼疮肾炎病史或合并有心、肝、肺、神经系统病变的患者也不宜妊娠。红斑狼疮病人最为理想的避孕方法是用阴道隔膜或阴茎避孕套,也可口服仅含有孕激素的避孕药,仅含有孕激素的避孕药不会使病情复发,而含有雌激素或含有炔雌醇的避孕药易至病情复发。妇女不宜使用宫内避孕环,因其易导致合并感染。

　　患红斑狼疮者一旦怀孕,应在红斑狼疮专科医生和产科医生的严密监视下定期随访,为防止妊娠期和产后病情复发,在妊娠期间要根据病人具体情况,服用具有防止病情恶化,保持稳定作用的狼疮康泰和使用免疫调节剂。并定期辨证服用具有安胎作用的中药,按病情服用泼尼松,一般可以在母儿健康状况下安全度过孕期。如果在妊娠期间临床症状加重,出现蛋白尿、血尿并持续加重,高血压、肾功能减退、合并心脏、神经等症状应终止妊娠。

12. 妊娠期合并阑尾炎怎么办?

　　妊娠期急性阑尾炎应强调早期诊断,及时手术治疗的基本原则。不论妊娠期限和病变程度如何,一旦确诊,均应立即手术。即使对妊娠期高度可疑急性阑尾炎也应积极剖腹探查,宁可误切,而不可延误治疗,以免病情恶化导致阑尾炎穿孔引起泛发性腹膜炎危及母儿安全。

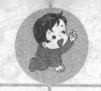

妊娠早期急性阑尾炎的治疗原则与非妊娠病人一样,传统观点认为,急性单纯性阑尾炎采取保守治疗不手术,而化脓性、坏疽性或穿孔性阑尾炎应用手术治疗。目前认为,妊娠早期阑尾切除术引起流产可能性不大,而保守治疗将有穿孔和复发的风险。因此,单纯性阑尾炎症状轻微,早期手术同时行保胎治疗,妊娠中、晚期胎盘已形成,子宫相对不敏感,流产率低,子宫显露困难不大,尽早切除病灶,对胎儿发育利大于弊。因此,妊娠4～6个月是手术的最好时机,无论是急性阑尾炎,还是慢性阑尾炎急性发作,都应持积极态度早期及时手术。对那些就诊较晚已形成脓肿,伴高热和中毒症状者亦应及时手术。临产期,单纯性阑尾炎可采用非手术治疗,待分娩后视病情而定。如为化脓性、坏疽性阑尾炎应及时行阑尾切除术,同时进行剖宫产,并行腹腔冲洗、引流。

13. 妊娠期合并胆囊炎怎么办?

妊娠合并急性胆囊炎,绝大多数合并胆石症,主张非手术疗法,多数经非手术治疗有效。一般常用方法有饮食控制;对症治疗,发生疼痛时给予解痉镇痛药,缓解期给予利胆药物;抗感染,选用对胎儿无害的广谱抗生素;支持疗法,纠正水、电解质紊乱和酸碱失衡。

经非手术介入治疗效果不佳,且病情恶化者,或并发胆囊积脓,胆囊穿孔及弥漫性腹膜炎时,应尽快行手术治疗。于妊娠早、中期行腹腔镜切除胆囊,对母儿较安全,对妊娠无明显不良影响,于妊娠晚期手术时,应行术式简单的胆囊造口,保持引流通畅;伴胆管结石者,行切开取石及引流术。术后注意有无宫缩,及时给予黄体酮等保胎治疗。

14. 妊娠期合并肠梗阻怎么办?

妊娠期肠梗阻的处理,应根据梗阻性质、类型、程度、部位、全身状况,以及妊娠的期限和胎儿的情况等,采取适当的措施。

(1)保守观察:非绞窄性肠梗阻,应先保守治疗。包括暂禁食、胃肠减压、补液输血、应用抗生素等。对乙状结肠扭转的病程早期,可小心插肛管排气或多次小量灌肠,以使扭转部位肠腔内气体及粪便排出。但有引起流产或早产的可能,应注意防治。

(2)手术治疗:经保守治疗 12～24 小时,症状不好转,梗阻未解除者,应采取手术治疗。术中彻底查清绞窄梗阻部位及病变程度,以决定手术方式。

(3)产科处理:①凡保留妊娠者,应给予安胎治疗。②妊娠早期肠梗阻经保守治疗好转,梗阻解除者,可以继续妊娠。施行肠梗阻手术的病例,往往病情较重,不宜继续妊娠,可择期人工流产。③妊娠中期合并肠梗阻,如无产科指征,不必采取引产手术终止妊娠,但有部分病例发生自然流产。④妊娠晚期往往由于胀大的子宫影响肠梗阻手术的进行,应先行剖宫产术,多数可得到活婴。

(八)不同时期胎儿发育状况及胎教方法

1. 0～4 周胎儿发育状况及胎教方法是什么?

孕母的精神情绪,不仅可以影响本人的食欲、睡眠、精力、体力等几个方面的状况,而且可以通过神经—体液的变化,影响胎儿的血液供给、胎儿的心率、胎儿的呼吸和胎动等许多方面的变化。所以，从确诊怀孕的第一天起，就应当树立"宁静养胎即教胎"的观念，在妊娠期间确保孕妇的情绪乐观稳定，切忌发生大悲大怒，甚至打架斗殴等不良行为。

良好充足的营养，可以促进胎儿的大脑发育，是积极开展胎教的物质基础。只有丰富、均衡、恰当的营养，才能适应孕妇在妊娠期各个阶段生理上的变化，也才能使母儿健康。

适时开展胎教体操，是有益于强健母儿体质的，也是早期进行间接胎教的手段之一。妊娠第一个月的锻炼方法，首先是散步。散步是孕早期最适宜的运动。散步有利于呼吸新鲜空气，可以提高神经系统和心、肺功能，促进全身血液循环，增强新陈代谢，加强肌肉活动；肌肉能力的加强，为正常顺利分娩打下了良好的基础。所以，散步是增强孕妇和胎儿健康的有效运动方式，孕妇应坚持每天都要散步。其次，做孕妇体操，除有利于解除疲劳、增强肌力外，也可使胎儿的身心得到良好的发育。体操运动项目是多种多样的，孕妇可以根据自己的环境条件与身体状况自行选择体操项目进行锻炼。另外，孕妇由于生理功能的变化，很容易心情烦躁，不能很好休息，做简单而有实效的孕妇气功，就可以达到身心放松，静心敛神改善心境，起到胎教的作用。

2. 5～8周胎儿发育状况及胎教方法是什么？

2个月是器官形成的关键时期，最原始的大脑已经建立，为确保营养胎教的实施，孕妇应注意摄入含有适量的蛋白质、脂肪、钙、铁、锌、磷、维生素（维生素 A、B 族维生素、维生素 C、维生素 D、维生素 E）和叶酸（预防神经管畸形）等的食物，这样才能使胎儿得到赖以实施营养胎教的物质基础，也是确保胎儿正常生长发育的必备条件。倘若这个时期营养供给不足，孕妇是很容易发生流产、死胎和胎儿畸形的。这时，孕妇还应注意主食及动物脂肪不宜摄入过多,因为摄入过多的脂肪会产生巨大儿,造成分娩困难。

妊娠第 2 个月的锻炼方法,是继续散步和做体操。

(1)散步是孕早期最适宜的运动:最好选择在绿树成荫,花草茂盛的公园里散步。这些地方空气清新,氧气浓度高,尘土和噪声都比较少,有利于呼吸新鲜空气,可以提高孕妇的神经系统和心、肺功能,促进全身血液循环,增强新陈代谢和肌肉活动。孕妇置身在宁静的环境里是增强孕妇和胎儿健康的有效运动方式,无疑对母、子的身心都将起到极好的调节。

(2)做孕妇体操:适合妊娠第 2 个月的体操主要是坐的练习和脚部运动。坐的练习:在孕期尽量坐在有靠背的椅子,这样可以减轻上半身对盆腔的压力。坐之前,把两脚并拢,把左脚向后挪一点儿,然后轻轻地坐在椅垫的中部。坐稳后,再向后挪动臀部把后背靠在椅子上,深呼吸,使脊背伸展放松。这虽然不能算作一节操,但在孕早期应练习学会"坐"。脚部运动:活动踝骨和脚尖儿的关节。由于胎儿的发育,孕妇体重日益增加而加重脚部的负担,因此必须每日做脚部运动。

由于在妊娠第 2 个月胎儿的听觉器官已经开始发育,而且神经系统也已初步形成,尽管发育得还很不成熟,但已具备了可以接受训练的最基本条件。因此,从这个月的月末开始,可以给母亲和胎儿放一些优美、柔和的乐曲。每天放 1～2 次,每次放 5～10 分钟。这不仅可以激发孕母愉快的情绪,也可以对胎儿的听觉给予适应性的刺激作用,为进一步实施的音乐胎教和听觉胎教开个好头。

3. 9～12 周胎儿发育状况及胎教方法是什么?

正常母亲有节律的心音是胎儿最动听的音乐,母亲规律的肠蠕动声也给胎儿以稳定的感觉,处在良好的子宫内环境之中,使胎儿能得到良好的生长发育。反之,当孕妇生气、焦虑、紧张不安或忧郁悲伤时,会使血中的内分泌激素浓度改变,胎儿会立即感受到,并表现不安和胎动增加。如果长时间存在不良刺激,胎儿出生后患多动症的机会增加,有的还可发生畸形。由此可见,一个温馨的家庭是非常重要的,它可以使孕妇心情舒畅、心境平和、情绪稳定,使母亲始终生活在充满爱的环境之中,这对胎儿身体和心理的健康成长,以至未来性格的发育都会起到良好的作用。因此,始终保持孕母平和、宁静、愉快而充满爱的心理,是此阶段胎教的主要内容。

进入第 3 个月虽然是关键期,在孕 3 个月初期由于胎儿体积尚小,所需的营养不是量的多少,而是质的好坏,尤其需要蛋白质、糖和维生素较多的食物;受孕 11 周以后,由于胎儿迅速成长和发育,需要营养也日渐增多。从这个时期起,不仅食品的质要求高,而且量也逐渐要多。充足而合理的营养是保证胎儿健康成长的重要因素,也是积极开展胎教的基本条件。这个时期,如果孕妇胃口好转,可适当加重饭菜滋味,但仍需忌辛辣、过咸、过冷的食物,以清淡、营养的食物为主。

胎儿一般在怀孕后第 7 周开始活动。胎儿的活动是丰富的,有吞羊水、眯眼、咂拇指、握拳头、伸展四肢、转身、蹬腿、翻筋斗等;而且受到刺激后会做出各种反应。因此,这个时候孕妇不仅可以抚摸腹部与胎儿沟通信息、交流感情,还可以帮助胎儿做"体操"。

(1)抚摸方法:孕妇平躺在床上,全身尽量放松,在腹部松弛的情况下,用一个手指轻轻按一下腹部再抬起,此时胎儿会立即有轻微胎动以示反应;有时则要过一阵子,甚至做了几天后才有反应。

(2)抚摸时间:一般以早晨和晚上开始做为宜,每次时间不要太长,5~10 分钟即可。

(3)注意事项:如果开始轻轻按一下时,如胎儿"不高兴",他会用力挣脱或蹬腿反射,这时就应马上停下来。过几天后,胎儿对母亲的手法适应了，再从头试做，此时当母亲的手一按，胎儿就会主动迎上去做出反应。

刺激胎儿的视觉，有利于未来观察力的培养；发展胎儿听觉，有利于将来培养对事物反应的敏感性；发展胎儿的动作，有利将来孩子动作协调、反应敏捷、心灵手巧。由于胎儿生长在子宫的特殊环境里，胎教就必须通过母体来施行，通过神经可以传递到胎儿未成熟的大脑，对其发育成熟起到良性的效应，一些刺激可以长久地保存在大脑的某个功能区，一旦遇到合适的机会，惊人的才能就会发挥出来。因此，除了听音乐外，孕妇还应当多接触琴棋书画，要安排孕妇多看画展、花展、科技展，多阅读一些轻松乐观、文字优美的文学作品，还可以学习插花、摄影和刺绣等知识和操作，陶冶自己的情操，与胎儿进行心灵情感的交流。

4. 13～16周胎儿发育状况及胎教方法是什么？

孕4个月后胎儿对声音已相当敏感，其声音来自母体内大血管的搏动，其节律与心脏跳动相同。还有规律的肠蠕动声音。胎儿在宫内就有听力，能分辨和听到各种不同的声音，并能进行"学习"，形成"记忆"，可影响到生后的发音和行为。因此，我们应该利用胎儿听觉的重要作用，给予良好的声音刺激，促进宫内听力的发展。

"对话"属于听觉胎教的一种。由于此时胎儿已产生了最初的意识，母亲可以给胎儿朗读一些笔调清新优美的散文、诗歌，也可以和胎儿聊天。说话的语调要温柔和富于情感，母亲充满爱意的声音对胎儿既具有一种神奇的安抚作用，也是对胎儿听觉发出良性刺激的有效途径，有利于胎儿的发育。作为未来孩子的父亲，先给孩子起个小名（如"明明"），尔后，每天面对宝宝，用亲切的语调呼唤孩子的名字说："明明真乖！"等，以此逐步刺激宝宝的听觉，并着手建立父子间的亲情。

从妊娠第 4 个月起,胎儿对光线已经非常敏感。科学工作者在对母亲腹壁直接进行光照射时,采用 B 超探测观察可以见到胎儿出现躲避反射,背过脸去,同时有睁眼、闭眼活动。因此,有人主张在胎儿觉醒时可进行视觉功能训练。这说明胎儿发育过程中,视觉也在缓慢发育,并具有一定功能。在用光照射时,切忌用强光,也不宜照射的时间过长。

无论何时,孕妇的运动、营养和愉快的心情都十分重要,这里就不赘述了。

5. 17~20 周胎儿发育状况及胎教方法是什么?

由于胎儿在子宫内,通过胎盘接受母体供给的营养和母体神经反射传递的信息,促使胎儿脑细胞分化。在大脑成熟的过程中,不断接受着母体神经信息的调整和训练。因此,妊娠期间母亲喜、怒、哀、思、悲、恐、惊等七情的调节与胎儿才能的发展有很大关系。胎儿是有记忆的,胎儿不是无知的小生命,孩子的聪明才能的启蒙,是孕育在胎儿期。

音乐还可以促进孩子完善。不同的乐曲对于陶冶孩子的情操起着不同的作用,如巴赫的复调音乐能促进孩子恬静、稳定;圆舞曲促进孩子欢快、开朗;奏鸣曲激发孩子热情、奔放等。通过有针对性的训练,还能使孩子在气质上发生改变。

胎儿 5 个月感受器初具功能,在子宫内能接受到外界刺激,均能以潜移默化的形式储存于大脑之中。实践证明,父母亲经常与胎儿对话,进行语言交流,能促进胎儿出生的语言及智能发育。

妊娠第 5 个月,胎儿对光线仍旧非常敏感,可在胎儿觉醒时进行视觉功能训练。视觉在缓慢地发育,有了一定的功能。训练方法:可用一号电池手电筒,一闪一灭地直接放在母亲腹部进行光线照射，每日 3 次，每次 30 秒钟，进行视觉训练并促进视觉发育，增加视觉范围，同时有助于强化昼夜周期（即晚上睡觉，白天觉醒）和促进动作行为的发展。每次照射时应记录下胎儿的反应。

从妊娠第 5 个月起，由于胎儿触觉功能逐渐发育起来，因此可开始用触摸胎儿的方法进行胎教。在进行抚摸的过程中，如配合语言、音乐的刺激，可以获得更佳的效果。开展胎儿抚摸的理想时间是每天傍晚，因为这个时候的胎动最为频繁与活跃。抚摸后如无不良反应可增至早、晚各 1 次。对有早期宫缩的孕妇，不可用触摸动作。此外，妊娠 5 个月时还可进行触压拍打法。经过触压、拍打增加了胎儿肢体活动，是一种有效的胎教方法。当胎儿蹬腿不安时，要立即停止训练，以免发生意外。

妊娠近 5 个月的孕妇，每天膳食中必须保证钙 1.2 克，铁 1.5 毫克，维生素 A 3 300 国际单位，胡萝卜素 6 毫克，维生素 C 100 毫克。

6. 21～24 周胎儿发育状况及胎教方法是什么？

随着胎儿的增大，所需的营养也要增加。由于前一段出现的妊娠反应，孕妇的食欲缺乏，导致体内营养摄入不足，直接影响到胎儿正常的生长发育。妊娠 6 个月的孕妇和胎儿都需要一定数量的维生素，只有均衡的饮食才能保证维生素的含量；铁的补充也不可缺少，因为铁是一种重要的无机盐，它的作用是用来生产血红蛋白（红细胞的组成部分），而血红蛋白的功能是确保把氧运送到全身各处的组织细胞。孕妇摄入铁不仅仅是为了自身需要和防治缺铁性贫血，而且还要将部分铁贮藏在组织中，以备胎儿需要时从这种"仓库"中摄取。因此，孕妇应该多吃一些富含优质蛋白质和铁元素的食物（如牛奶、瘦肉、鱼、猪肝、大叶青菜、水果等）。为了给胎儿的发育提供一个良好的环境，也为积极开展胎教提供有效的物质基础(即营养胎教),重视孕妇的营养是至关重要的。

6个月时,胎儿对外界声音变得很敏感了,并已具有记忆能力和学习能力。此时,可以逐渐加强对胎儿语言刺激,以语言手段来激发胎儿的智力。在怀孕期间,孕妇要时刻牢记胎儿的存在,并经常与之对话是一项十分重要的行为。同胎儿说话可以用以下四种方式进行:一是同胎儿对话;二是给胎儿讲故事;三是教胎儿学习语言文字;四是教胎儿学数学、算术和图形。当然,胎教要循序渐进地进行,首选的语言刺激手段便是采用同胎儿对话的形式进行早期开发。凡是这时候接受的东西都以一种潜移默化的形式储存在大脑中了,对胎儿进行对话交流将促进其生后语言和智力的发展。包括日常性的语言诱导和系统性的语言诱导。日常性的语言诱导指的是父母经常对胎儿讲的一些日常用语;系统性的语言诱导指的是有选择、有层次地给胎儿听一些简单的儿歌等。

在利用音乐进行胎教时,最好不要只给听几首固定的曲子,应该多样化。但在选曲时应注意到胎动的类型,因为人的个体差异往往在胎儿期就有所显露,胎儿有的"淘气",有的"调皮",也有一些是老实、文静的。这些既和胎儿的内外环境有关,也和先天神经类型有关。一般来讲,给那些活泼好动的胎儿听一些节奏缓慢、旋律柔和的乐曲,如"摇篮曲"等;而给那些文静、不爱活动的胎儿听一些轻松活泼、跳跃性强的儿童乐曲、歌曲,如"小天鹅舞曲"等。如果能和音乐的节奏和表达的内容与小宝宝玩耍结合起来,那将对胎儿的生长、发育起到更明显的效果。

7. 25～28周胎儿发育状况及胎教方法是什么?

妊娠到了6个月,胎儿的发育处于稳定期,孕妇应顺其自然的参加适量运动,这对于顺利分娩和胎儿的健康打下了良好的基础。

(1)做孕妇操能够防止由于体重增加引起腰腿痛,帮助放松腰部、骨盆部和肌肉,为胎儿出生时顺利分娩做好准备,还可增强孕妇的信心,使胎儿平安的降生。

(2)游泳可以增强腹部的韧带力量和锻炼骨盆关节,还可以增加肺活量,避免在妊娠中期或后期患心脏和血管方面的疾病。游泳运动借助水浮力,轻松愉快地改善血液循环,可以减少分娩过程引起的腰痛、痔疮、静脉曲张等症状。还可以自然地调整胎儿臀位,是一项帮助孕妇顺利分娩的运动。孕妇游泳要注意水温,一般要求在29℃～31℃,否则水温低于28℃会刺激子宫收缩,易引起早产;水温高于32℃容易疲劳。游泳时间最好在上午10时到下午2时之间。

孕妇有以下几种情况禁止游泳:①怀孕未满4个月。②有过流产、早产史。③阴道出血、腹痛者。④患有高血压综合征、心脏病者。

妊娠7个月时常出现肢体水肿。因此,首先要少饮水,少吃盐;其次要选富含B族维生素、维生素C、维生素E的食物,增进食欲,促进消化,有利尿和改善代谢的作用;再者,多吃水果,少吃或不吃不易消化的、油炸的、易胀气的食物(如白薯、土豆等),忌吸烟饮酒。

进入6个月以后胎儿是有听觉能力的,他的身体能感受到体外音乐节奏的旋律。胎儿可以从音乐中体会到理智感、道德感和美感。因此,胎教音乐要具有科学性、知识性和艺术性。不要违背孕妇和胎儿生理、心理特点,要在寓教于乐的环境中达到胎教的目的。孕妇在听音乐,实际上胎儿也在“欣赏”。因为胎儿的身心正处于迅速发育生长时期,多听音乐对胎儿右脑的艺术细胞发育是有利的。比婴幼儿更早地接受音乐教育,更早地开发和利用右脑有利于孩子的成长。出生后继续在音乐气氛中学习和生活,会对孩子智力的发育程度带来更大的益处。音乐胎教中应该注意的是,音乐的音量不宜过大,也不宜将录音机、收音机直接放在孕妇的肚皮上,以免损害胎儿的耳膜,造成胎儿失聪。

8. 29～32 周胎儿发育状况及胎教方法是什么?

此时胎儿在母体内有很强的感知能力,父母对胎儿通过游戏进行胎教训练,不但增强胎儿活动的积极性,而且有利于胎儿的智力发展。通过超声荧屏显示:胎儿在宫内觉醒时,有时会伸一下懒腰,打一个呵欠,又调皮地用脚踢一下子宫壁,这使他感到很满意。有时胎儿会用手触碰漂浮在身边的脐带,会用手去抓过来玩弄几下,甚至还会送到嘴边,这些动作使他感到快乐。从这些动作和大脑发育情况分析,可以认为胎儿完全有能力在父母的训练下进行游戏活动。只要父母不失时机地通过各种渠道,并进行特殊的训练,就可能使胎儿的体力、智力潜能得以开发。

胎儿听觉器官发育,是在胎龄为 26 周时(6 个半月)发育成熟,其结构基本上和出生时相同。出生时随着哭叫与呼吸,空气经由咽鼓管进入鼓室,鼓室的气化才完全完成。另外,胎儿在宫内时,中耳内充满中胚层的胶状物。所以,胎儿从妊娠 26 周开始,耳已经可以接受声波,将声波的"机械振动能"转换为"神经冲动"的能力,这一点与正常人的功能相同。但是,这时胎儿的耳对声波的传导以骨传导为主。

胎儿的神经发育,从胎儿几个月开始,一直延续到 2～3 岁,许多感觉神经和运动神经的神经纤维其外周由磷脂构成的髓鞘才逐渐长出和完善起来。对神经纤维来说,髓鞘除保证神经纤维传导兴奋的速度,同时还有绝缘作用,使传导的兴奋不至互相干扰。胎儿时期由于神经发育尚存在的不足,决定了在胎儿听音乐或与其对话时频谱不宜过宽。因此有人认为,父亲的音频以中低频为主,频谱较窄,更适合与胎儿对话,很容易透入宫内。

9. 33~36周胎儿发育状况及胎教方法是什么?

触摸胎儿是胎教的一种形式。妊娠9个月后由于胎儿的进一步发育,孕妇本人或丈夫用手在孕妇的腹壁上便能清楚地触到胎儿头部、背部和四肢。可以轻轻地抚摸胎儿的头部,有规律地来回抚摸宝宝的背部,也可以轻轻地抚摸孩子的四肢。当胎儿可以感受到触摸的刺激后,会促使宝宝做出相应的反应。触摸顺序可由头部开始,然后沿背部到臀部至肢体,要轻柔有序,有利于胎儿感觉系统、神经系统及大脑的发育。触摸胎教最好定时,可选择在晚间9时左右进行,每次5~10分钟。在触摸时要注意胎儿的反应,如果胎儿是轻轻的蠕动,说明可以继续进行;如胎儿用力蹬腿,说明抚摸得不舒服,胎儿不高兴,就要停下来。请记下每次胎儿的反应情况。

音乐胎教的作用是不可低估的,音乐的物理作用是通过音乐影响人体的生理功能,音乐可以通过人的听觉器官和神经传入人体。母体与胎儿共同产生共鸣,影响人的情绪和对事物评价,影响了胎儿性格的形成,锻炼了胎儿的记忆能力等。给胎儿听音乐每次5~10分钟为宜,曲目最好是多一些轮换着听,不要只给胎儿听几首固定的曲目。在听的过程中,注意观察胎动的变化和情绪的反应。这样就可以体会到宝宝喜欢听哪一类的音乐,并把它记录起来。

在这个月里,我们给孕妇介绍一些营养丰富的海洋食物。海洋动物食品被营养学家称为高价营养品。它们富有脂肪、胆固醇、蛋白质、维生素A和维生素D,与眼睛、皮肤、牙齿和骨骼的正常发育关系非常密切。据研究,海鱼中含有大量的鱼油,而且这种鱼油具有有利于新陈代谢正常进行的特殊作用。海鱼还可以提供丰富的无机盐,如镁、铁、碘等元素,对促进胎儿生长发育有良好的作用。除此之外,海洋动物食品还具有低热能、高蛋白的特点。100克鱼肉可提供成人蛋白质供应量的 1/4～1/3,却只提供低于 100千卡的热能,因此对于高脂肪的海洋动物食品,多吃是有益无害的。

10. 37～40 周胎儿发育状况及胎教方法是什么?

到了第 10 个月,孕妇便进入了一个收获"季节"。这时候,保证足够的营养,不仅可以供给宝宝生长发育的需要,还可以满足孕妇自身子宫和乳房的增大、血容量增多,以及其他内脏器官变化所需求的"额外"负担。如果营养不足,不仅所生的婴儿常常比较小,而且孕妇自身也容易发生贫血、骨质软化等营养不良症,这些病症会直接影响临产时正常的子宫收缩,容易发生难产。孕妇应坚持这样的饮食原则:少吃多餐。越是临产,就愈应多吃些含铁质的蔬菜(如菠菜、紫菜、芹菜、海带、黑木耳等)。因为孕妇胃肠受到压迫,可能会有便秘或腹泻。所以,一定要增加进餐的次数,每次少吃一些,而且应吃一些容易消化的食物。

新生儿离开母体独立生活,胎教时期已完成。经过胎儿期各种人为干预刺激训练,使新生儿具有良好的感觉器官功能和反应能力,为早期教育打下基础,如果出生后即停止训练,胎教的效果就会逐渐地减退以致消失。因此,要重视将胎教和早期教育衔接起来,包括视觉、听觉、触觉、运动的训练。

三、分娩期保健知识

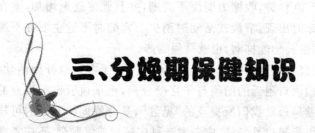

(一)预产期相关问题

1. 如何叛定分娩即将开始与真正临产?

十月怀胎一着分娩,即将到预产期,紧张焦虑几乎是每一位准妈妈的心态。预产期乃预测的分娩日期,但恰恰在预产期那天分娩的极少,分娩可以在预产期前,也可能在预产期后发动。只要知晓临产的各种先兆,即可从容应对。

(1)胎儿下降感:初产妇在预产期前2~3周时,由于胎儿逐渐入盆,必然出现子宫底下降的征兆。子宫底下降,不再抵住两肋缘,孕妇感觉上腹部轻松,呼吸舒畅,胃部压迫感消失,胃口也好转。到了预产期,胎头进入骨盆,这时原来感觉被顶上去堵着胸部的子宫体的压迫感消失。与此同时膀胱受胎儿的压迫,一有尿就想排泄,但到了厕所又排不出来或排泄一点点,过不一会儿,又有尿意。胎头入盆压迫周围器官及组织也会出现走路不便和腰酸腿痛等情况。

(2)假临产:子宫不规则收缩,预产期越近,子宫越敏感,收缩也越多。子宫每天都会有几次不规律的收缩,其特点是持续时间短,常少于 30 秒钟,收缩力弱而不规则,并且强度逐渐增加,常在夜间或卧床时出现,清晨或活动时消失。宫缩时不适主要在下腹部,给予镇静药物能抑制,也就是假临产。

(3)见红:在分娩开始前 24～48 小时内,子宫颈口开始活动,致使子宫颈内口附近的胎膜与子宫壁分离,毛细血管破裂出血的结果。也就是通常我们所提及的"见红",是分娩即将开始的可靠征象。如血量超过月经量,应考虑产科疾病如前置胎盘,不应考虑是见红,需看医生。

孕妇出现上述先兆,预示孕妇即将分娩,就应该做好准备。但不用急于去医院,一般初产妇大多数从最初感觉到临产征兆至真正分娩往往还有很长时间。高龄初产妇或过去做过人工流产及婚后 3～4 年才初次怀孕,出现分娩先兆至真正分娩的时间有时较一般人长,且表现明显。而经产妇则可毫无可分娩征兆,突然出现要生的现象。

当孕妇出现与假临产不同的有规律且逐渐增强的子宫收缩时,表现为整个子宫的收缩且宫缩程度更为剧烈,持续 30 秒钟或以上,间歇 5～6 分钟,即标志着临产的开始。

2. 临近预产期应该何时去医院?

究竟应该什么时候去医院待产?这是临近预产期的准爸妈们最关切也最难把握的事情。

如果偶有腹痛便入院,过早进入临产状态,会因为思想过分集中,急于分娩而感到疲劳、紧张和焦虑,加之受环境影响,食宿不安,体力过早消耗,会影响分娩的顺利进行;过晚入院,前一段产程没有得到医生的指导和监护,如果有问题难以及时发现。因此,产妇一定要把握好入院待产时机。

初产妇孕晚期出现见红、假宫缩及胎儿下降感等上述临产先兆后,一般短则几小时,长则 1～2 天才会开始正式临产。家距离产检医院较近的准妈妈可以选择在家中观察,当出现规律性子宫收缩,也就是宫缩间隔时间 5～6 分钟,每次持续时间为 30 秒钟左右,标志正式临产,此时应当立即入院;而那些家距离产检医院较远或就医不方便的准妈妈,为安全起见建议尽快入院。

经产妇最好在临产先兆出现后,住进产科病房等待正式临产。

如果孕妇发现有淡黄色或白色的羊水从阴道内流出,说明胎膜已破,也就是破水了,孕妇应立即躺下,用消毒垫垫好外阴。此时不管是否到预产期,有没有子宫收缩,都要尽快去医院。

3. 临近预产期应做好哪些准备?

当上述临产或先兆突然出现,带着期待和渴望的准妈妈和准爸爸会感到紧张、兴奋,常常也会表现得手足无措,因此,就有必要提前进行产前的各项准备工作了。建议准妈妈们首先对自己的职业规划有一个全面的设想,最好提前几个月就开始逐渐与接手的同事沟通,把工作一点点交代给他。让自己和同事都有一个逐渐适应过程,而且也为临产前的必要休息打好基础,以免早产而工作没有交接给单位造成不必要的麻烦,自己在生养时也不能安心。

在预产期到来前的 3～4 周,建议在自己随身携带的笔记本上记下预定生产的医院、娘家和邻居的电话号码。同时,还必须准备好健保卡、孕妇健康手册、准生证、身份证、住院的押金。其他一些入院所需物品,需要及时与预定生产医院的医生联系咨询:带什么去医院,又该注意什么?以下罗列一些入院琐碎物品清单,以便于询问医生。

准妈妈需要准备的物品:卫生纸 5～10 包,最好多带一些大卷的卫生纸、两包超长卫生护垫和几条换洗内裤;两件前开口的睡衣、一件长袍和一双拖鞋;准备好碗、吸管、水杯等餐具;准备脸盆、毛巾等洗浴用品,准备一支极柔软的牙刷,避免分娩后对牙齿造成伤害;可根据自身需要选购合身的哺乳胸罩和一次性乳垫;必要时还需要购买便盆(医院一般能够提供)。

住院期间宝宝所需物品的准备:喂哺器皿,如大奶瓶、小奶瓶、奶瓶消毒锅、奶瓶刷、吸奶器。另外,有些物品虽然住院期间医院可以提供,但家中却要必备,如寝具:婴儿床、床垫、床单、枕头、棉被、毛毯、蚊帐、防湿尿垫等;浴具:浴盆、浴托、浴巾、中性肥皂或沐浴露、洗脸毛巾、棉球、爽身粉;尿布:棉布尿布,纸尿裤;婴儿衣物:棉质内衣、上衣外衣、连体装、纱布手帕、袜子等。

除此之外,做好思想准备也是十分必要的,夫妇双方应多看一些有关分娩方面及母乳喂养的书籍,多与其他孕产妇及医护人员交流,对分娩过程有个大体了解,做到心中有数。坚定信心,保持乐观情绪,做到睡眠充足,休息充分,营养足够,体力充沛,为迎接小生命的到来做好准备。

4. 早产有何征兆? 发生早产怎么办?

据调查,在每 10 个孕妇中,就有一个是提前分娩,也就是早产。早产是指在孕期的第 28~37 周临产,此时出生时的孩子体重轻于 2 500 克,新生儿的并发症,以及死亡率均较足月产儿高。

(1)早产的征兆

①下腹部变硬:过了第 8 个月,下腹部反复变软、变硬且肌肉也有变硬、发胀的感觉时,首先保持安静,尽早去医院接受检查。

②出血:少量出血是临产的标记之一,但有时是从生殖器官出血,这有非正常临产的危险,可局部用干净的纱布、脱脂棉、卫生纸垫上止血。然后立即就近就医,由医生给予专业的判断和指导。

③破水:温水样的东西流出,就是早期破水。有的孕妇即便是

早期破水,仍能在几周后平安生产,但一般情况下是破水后阵痛马上开始,此时可把腰部垫高,不要动腹部,马上去医院。

(2)出现早产的迹象:对待提前到来的临产信号,最重要的一条是让自己放松下来,注意休息,尽早就医,治疗越早,疗效越好。如果胎儿存活,无胎儿窘迫和继续妊娠的禁忌,胎膜未破,宫口开大小于4厘米,可以进行保胎期待疗法。

减轻孕妇的精神负担,稳定情绪,服用适量的镇静药和安定药等。绝对卧床休息,取左侧卧位并避免不必要的阴道和肛门检查,以防止或减少自发性或激惹性宫缩。

应用药物改变子宫对刺激的反应,抑制宫缩。常用药物有硫酸镁、舒喘灵等。应当注意,治疗早产并非一味要求延长妊娠,在治疗过程中要严密观察,对宫内环境不良有胎死宫内危险的孕妇,应结束治疗,及早终止妊娠。

5. 如何预防早产?

对于早产儿来说,需要全面的医学护理。在妈妈的腹内待得越久,健康的概率就会越高。所以应该积极预防早产,尽量注意以下几个方面:

(1)坚持做产前检查,及时发现疾病。积极治疗妊娠合并症。

(2)改善孕妇一般情况,注意增加营养,饮食安排科学合理。

(3)突然发生的精神创伤可激发早产,应尽量避免。孕妇本人要保持心情愉快,不要过怒过悲或过忧,学会自我调节情绪,家人要经常在精神方面多给予安慰。

(4)对高危孕妇(如双胎等),在妊娠晚期应多卧床休息,取左侧卧式,以增加子宫—胎盘的血流量,防止或减少自发性子宫收缩,从而减少早产的发生率。

(5)对过去有流产、早产史的孕妇应特别注意重点监护,早期应卧床休息。

（6）注意休息，避免劳累。不要登高举物，或使腹部受到撞击。

（7）戒烟。吸烟时吸入一氧化碳和尼古丁。一氧化碳与红细胞中的血红蛋白结合后，可使红细胞携氧量减少，尼古丁可使血管收缩，两者都可减少供应胎儿的氧，发生胎儿宫内发育迟缓及导致早产。所以孕妇应戒烟，并避免被动吸烟。

（8）禁性交，以免引起胎膜早破及羊膜腔感染，性高潮时可诱发子宫收缩、精液中含有多量前列腺素，也有促子宫收缩作用。

（9）防治感染，避免细菌上行感染损伤胎膜。

（10）多吃蔬菜、水果，保持大便通畅，防止腹泻。

加强孕期保健，注意孕期卫生，积极治疗上述诱发早产的因素是预防早产的重要措施。

6. 过了预产期怎么办？

医学上把过了预产期 14 天以上还不分娩的情况叫做过期妊娠，此时新生儿的死亡率要比正常高 3 倍。诊断过期妊娠要正确核实预产期。对于月经周期不规则的妇女，即使≥42 周也可分为真正过期和未过期两种类型，做出诊断之前均需依照早孕反应时间、胎心听筒听到时间、胎动时间及超声资料进行核实。过期妊娠虽然不一定都会造成胎儿或婴儿死亡，有时产期已过，但胎盘功能并不减退，正像人老了有时还相当健壮一样。不过，为慎重起见，准妈妈千万不能抱有侥幸心理。那么，过期妊娠该怎么办呢？

经校正后的预产期一旦过了 10 天还不分娩，就要请医生检查胎盘功能是否减退，再根据减退的程度决定引产还是剖宫产。过期妊娠的处理原则为定期密切监控胎儿健康状况：超声波监测，检查重点包括测量胎儿大小、羊水指数、脐带血流状况等，同时也要评估胎盘钙化程度及胎儿器官发育情况；胎心率监测，如果胎动时呈现胎心率加速变化即属正常反应，意味着胎盘功能还不错，可以考虑再等待几天；必要时需要有经验的妇产科医师，根据孕妇的胎次，以及内诊时子宫颈口扩张和柔软的程度，能够判定催生引产成功的机会高低。现有引产的方法很多，各种引产方法都很安全，对产妇无痛苦，对胎儿也没有不良影响。所以，请准妈妈积极配合医生的治疗，随时准备迎接宝宝的降临。

7. 如何防止过期妊娠？

瓜熟未必蒂落，过期妊娠给母婴带来很大危害，为了确保母子平安，做到优生优育，孕妇应尽量避免过期妊娠。因此提醒准妈妈们要注意记清楚末次月经来潮日期及月经周期，准确计算预产期；定期到医院进行产前检查；合理安排好工作、休息时间，适当参加体育活动（有相应合并症者除外，如妊娠期高血压疾病等）；从自觉胎动开始要自我监测胎动次数，每天早上、中午和晚上各计算胎动次数 1 小时，详细记录，一般 12 小时不少于 10 次，并经常做动态的比较，一旦胎动明显增多或减少，要及时就诊；定期进行 B 超检查，监测羊水变化，如出现羊水过少，要及时就诊；经常注意胎儿情况，如妊娠超过 41 周仍无分娩征兆，要及时到医院请医生帮助结束分娩，切不可在家中一味观望等待。

总之，对于过期妊娠，不能等闲视之，但也要保持良好的心态，轻松愉快地迎接新生命的到来。

(二)分娩相关问题

1. 产程是怎么分期的?

总产程即分娩全过程,是指从开始出现规律宫缩直到胎儿胎盘娩出,分为 3 个产程。

第一产程:又称宫颈扩张期。从子宫肌层出现规律的具有足够频率(5～6 分钟 1 次)、强度和持续时间的收缩,导致宫颈管逐渐消失、扩张直至宫口完全扩张即开全为止。初产妇的宫颈较紧,宫口扩张较慢,需 11～12 小时;经产妇的宫颈较松,宫口扩张较快,需 6～8 小时。

第二产程:又称胎儿娩出期。从宫口完全扩张(开全)到胎儿娩出结束是娩出胎儿的全过程。初产妇需 1～2 小时,不应超过 2 小时;经产妇通常数分钟即可完成,但也有长达 30 分钟者,不应超过 1 小时。

第三产程:又称胎盘娩出期。从胎儿娩出开始到胎盘胎膜娩出,即胎盘剥离和娩出的过程,需 5～15 分钟,不应超过 30 分钟。

2. 各产程中产妇应该做些什么?

进入产程后,产妇要与医护人员密切配合,不要焦虑,更不要急躁。

第一产程的特点是规律性了宫收缩、胎膜破裂,羊水流出,对初产妇来说,短时间的疼痛是很难完成上述过程的,这就需要更多的耐心及家庭成员的关心与爱护,尤其是准爸爸们。孕妇本身也应尽量放松,休息,以蓄积和保存体力,为第二产程做好准备。

第二产程要学会屏气,以增加腹压协助宫缩,缩短第二产程时间。要避免胎头过度受压。屏气时双足蹬在产床上,两手分别握住床沿的把手,当宫缩时先深深吸一口气,然后随着宫缩如排大便样向下用力屏气;当宫缩间歇时全身肌肉放松,安静休息。如果用力不当会徒然消耗体力,可导致宫缩乏力。

进入第三产程,正常情况下胎盘会自动剥离、娩出,此时产妇已经基本结束这次重体力劳动,可以休息了。分娩后产妇还要留在产房观察、休息1~2小时,此时可以喝些红糖水,少量进食,轻度按摩子宫,以促进子宫收缩、减少出血。如果顺利,孕妇此时即可以出产房休息。

3. 进入产程后的饮食要注意什么?

进入产程后孕妇吃什么好呢?这是每位产妇及其亲人非常关心的问题。临产相当于一次重体力劳动,产妇必须有足够的能量供给,才能有良好的子宫收缩力,但临产时,由于宫缩阵痛,有些产妇无法保持镇静,不想吃东西,甚至连水也不喝。这些状况对于分娩是不利的。由于缺乏分娩的能源,子宫收缩无力,可导致滞产,产程延长,胎儿宫内窘迫,新生儿窒息,甚至分娩过程中死亡。产后子宫无法收缩,发生致命的产后大出血。因此,临产时产妇要吃饱喝足,对母婴双方的健康及分娩能否顺利进展,有着特殊的重要意义。

临产时的饮食要注意既不可过于饥渴,也不能暴饮暴食。饮食以富于糖类、蛋白质、维生素,以及易消化的为好。根据产妇自己的爱好,可选择蛋糕、面汤、稀饭、肉粥、藕粉、点心、牛奶、果汁、苹果、西瓜、橘子、香蕉、巧克力等多样饮食。每日进食4~5次,少吃多餐。机体需要的水分可由果汁、水果、糖水及白开水补充。在炎热的夏天,临产时出汗多,不好好进食、更容易引起脱水情况的发生,产妇可选择西瓜汁、葡萄汁等含糖饮料,一方面解渴,另一方面其中的糖分可直接供应能量。为了孩子及产妇自己的健康,临产时注意饮食是很必要的。

临产期间,由于宫缩的干扰及睡眠的不足,产妇胃肠道分泌消化液的能力降低,蠕动功能也减弱,吃进的食物从胃排到肠里的时间(胃排空时间)也由平时的 4 小时增加至 6 小时左右,极易存食。因此,最好不吃不容易消化的油炸或肥肉类油性大的食物。临产时,若产妇恶心、呕吐、进食过少时,应及时与医生沟通。产妇能进食者,应尽量自己经口摄取足够的营养,不要依赖静脉补液。

4. 什么是坐式分娩和水中分娩?

(1)坐式分娩:是一种很古老、很自然的生产方法,这种分娩姿势是与生理相符的姿势。坐式分娩的优点:①产妇取坐式时,有利于胎头入盆,可缩短产程,使胎儿容易娩出。②增加子宫灌注,降低胎儿窘迫率和新生儿窒息率。③产妇感觉体位舒适,易于屏气,减轻体力消耗。④减少疼痛。⑤第一产程利用体位助产可明显缩短第一产程。坐式分娩虽然有很多优点,但这种姿势也存在缺点:①坐式分娩不便于接生,要求医务人员有较好的医德医风和奉献精神。②如果医务人员观察、保护不当,易造成会阴裂伤。③若坐式分娩时间过长,易致外阴水肿。

(2)水中分娩:是最简单的能够让产妇感到很放松的分娩方式。水中分娩就是产妇躺在特殊的浴缸中,这种浴缸对消毒和恒温设施的要求相当高。分娩时,水温要保持在 36℃～37℃,而环境温度为 26℃。水必须经过消毒,整个分娩过程中,需要换几次水。水中分娩比较快,能减少对母亲的伤害和缺氧的危险;便于休息,便于翻身,而且 36℃～37℃的温热水可减少分娩时的痛苦。

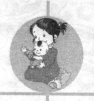

在水中,由于浮力的作用,可以有效地帮助肌肉放松,并支撑产妇的肌肉和骨骼,缓解痛苦。水中分娩同样也存在局限性:对于患有心脏病,产前出现胎膜早破、有难产倾向和有内脏并发症的产妇,不能在水中分娩。

坐式分娩和水中分娩的出现不仅增加产妇的舒适感,更能够体现回归自然与分娩的人性化。

5. 如何减轻分娩中的疼痛?

成功晋升为妈妈前都需要经历一个撕裂般疼痛的分娩过程,对于这个过程,即使没有办法避免,也应该想办法尽量缓解。什么因素会影响产妇的痛感呢?主要是孤独感、疲劳、心情紧张或急躁,总是想着宫缩会如何疼痛,不能分散注意力,以及对分娩的无知。减轻分娩阵痛的方法主要包括非药物和药物性两种。

非药物镇痛方法,尤其是呼吸法,因其简单有效,同时也贯穿了整个分娩过程,可以通过简单的学习和练习之后应用到分娩过程中去。第一产程阵痛时,采取侧卧,张口做腹式深呼吸,尽量放松腹部肌肉,并使全身肌肉松弛;阵痛过后,改以最舒适的姿势做普通方式呼吸,尽量放松休息;生产进入第二产程,要在医生和护士的帮助并指导下,做深呼吸 2~3 次后闭气,抓住握杆加压于腹部,协助宫缩的力量将胎儿娩出,而阵痛过后,松弛全身肌肉稍作休息,并张口像喘气一般用口呼吸;短暂的休息后,待下次阵痛时再重复上述的加压方法,经 8~10 次后,胎儿即可顺利产下。上述的呼吸方法,可于平日常加以练习,把握呼吸和肌肉活动之要领,将可帮助减轻分娩的疼痛。除上述的呼吸法以外,还可以通过心情放松,让别人按摩或使劲挤压后背部,频繁变换体位,看电视、玩游戏、听音乐等分散注意力。

药物镇痛方法主要包括:吸入镇痛、阻滞麻醉、度冷丁镇痛,需

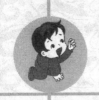

专业医师实施。

6. 什么是无痛分娩？

我们通常所说的无痛分娩，在医学上称作分娩镇痛。确切地说，无痛分娩的无痛也不是绝对无痛，不管用什么方法都很难做到绝对不痛，只是设法减轻疼痛，让疼痛变得容易忍受。产程中准妈妈们可以通过本书前面提供的产前训练、指导子宫收缩时的呼吸等来减轻产痛，分娩时按摩疼痛部位或利用中医针灸等非药物方法镇痛。

这里主要介绍由医生来实施的应用麻醉药或镇痛药来达到镇痛、镇静、安眠、减轻惧怕及焦急心理的作用。药物性分娩镇痛有很多种方法，有全身用药、局部麻醉和吸入麻醉等。现在临床上常用的主要有两种。

(1)椎管内阻滞镇痛：阻断支配子宫的感觉神经，减少疼痛，其镇痛起效快，可控性强，安全性较高。由于麻醉药用量很小，产妇仍然能感觉到宫缩的存在。椎管内阻滞镇痛有一定的危险性，如麻醉药过敏、麻醉意外等。因此，在整个分娩过程中都需要妇产科医生与麻醉科医生共同监督、监测产妇情况。

(2)笑气镇痛：笑气即氧化亚氮，是一种吸入性麻醉药。这种气体稍有甜味，分娩镇痛时，按一定比例与氧气混合吸入，对呼吸、循环无明显抑制作用，对子宫、胎儿也无明显影响。吸入混合笑气后，数十秒可产生镇痛作用，停止数分钟后作用消失。在助产人员的指导下，易于掌握。可以使分娩的妈妈保持清醒状态，很好地配合医生，还能缩短产程。但是在临床上，部分产妇可能会出现镇痛不全的情况。

无痛分娩使产妇在最需要休息、时间最长的第一产程得到休息，当宫口开全想用力时，产妇因积攒了体力而更有力量。这种方法在解除分娩疼痛的同时，又保留了孕妇向下用力的感觉。但无痛分娩并不是所有准妈妈都能适用的，如有妊娠并发心脏病、药物过敏、腰部有外伤史的产妇应向医生咨询，须在产科和麻醉科医生认真检查后，由医生来决定是否可以进行无痛分娩。

7. 无痛分娩对胎儿有影响吗？

一些准备选择无痛分娩的准妈妈几乎都会询问一个问题："这种分娩方式对孩子有不好的影响吗？"有非常详尽的研究证实，硬膜外镇痛和麻醉对产妇和胎儿是安全的。和以往常用的镇痛方法相比，无痛分娩的药物要少得多。分娩镇痛则将药物直接送到镇痛部位，只需以往药物的几十分之一，因此进入母体血液、通过胎盘的几率微乎其微，对胎儿也不会造成什么影响。当产妇感到严重疼痛的时候，会释放一种叫儿茶酚胺的物质，这种物质对产妇和胎儿都有不利的影响，新生儿的血液和氧气供应都可能受到影响。所以，无痛分娩还能减少胎儿缺氧的危险。

但在做无痛分娩之前除了对产妇做评价以外，还要客观评价胎儿宫内状况，如果胎儿有缺氧的情形，肯定不适合进行无痛分娩，或者是宫腔内有感染，胎儿处于一个感染的环境，也不能做无痛分娩。因此，在做无痛分娩之前需要做一些胎儿的监护，了解一下是不是能够耐受产程，然后再决定是不是做无痛分娩。这需要准确的判断、特殊的技术、相应的预防措施和治疗手段。

另一种方法是笑气镇痛，如前所述，这种气体是氧化亚氮按一定比例与氧气混合而成的，50％是氧化亚氮，50％是氧气，可提高产妇血液中的血氧浓度，也对即将出世的胎儿有益。

8. 什么是陪伴分娩法?

几乎 100% 的产妇都希望在分娩时身边有人陪伴,因此近几年来,推出了全程陪伴分娩。陪伴分娩方法是近年来国际产科学界极力提倡的一种全新分娩护理模式。是指产妇在产程早期,允许在普通病房活动,使精神放松,可以开展各项正常的活动,有家人陪伴。而当产妇有规律的宫缩,宫口开大 2 厘米后,进入分娩待产室,由一名助产士实行"一对一"全产程陪伴分娩,分析孕妇的心理状态。以谈心方式与产妇亲切交谈、沟通、建立"朋友"关系,建立良好的医患关系。了解产妇的各方面需求,做好心理及生活护理,并进行健康教育,帮助产妇建立对自然分娩的信心。

全程陪伴分娩能及时发现和处理产程中的异常情况,随时将产妇的情况反馈给产妇和家人,让家属放心,产妇安心。做好活跃期产妇的非药物性镇痛,教会产妇哈气法和深吸气法,保持产妇处于舒适体位,同时予以按摩以稳定产妇的情绪。指导宫口开全后的产妇屏气用力和放松哈气,全心全意地给予产妇以支持、鼓励、缩短产程,促进顺利分娩。

全程陪伴分娩还允许产妇的丈夫或一位亲属共同陪伴,帮助产妇建立对自然分娩过程的信心,并将产妇的产程进展的各项情况及时与产妇及家人进行交流,共同完成分娩过程,直至产后送返母婴同室病区。通过助产士及亲人的全程陪伴与鼓励、安慰及体力上的支持,使产妇消除恐惧焦虑情绪,解除紧张与孤独感,保证母婴健康,提高产科质量,使分娩成为一种自然、安全的过程。

9. 什么是导乐分娩?

为了改变陪伴分娩模式以更好地适应产时服务模式的要求,

于是 1996 年在美国出现了一种新的分娩方式即导乐分娩。国内在爱婴医院创建后,部分医院也开展了导乐分娩。导乐是指一个有生育经验的医务人员在产前、产时及产后给产妇持续的生理上的支持和帮助,以及精神上的安慰和鼓励,她们不仅有生育经验,而且富有爱心、同情心和责任心,并具有良好的人际交流技能,能给产妇安全和依赖感,进而减轻宫缩痛和消除产妇紧张情绪的一种很好的方法。准爸爸也可在医务人员的指导下帮助产妇做一些事情,如握手、抚摩、按摩、擦汗等,给予准妈妈心理及精神上的支持,并在促进夫妻感情上也有一定的积极意义。

　　从产妇住进医院待产开始,导乐就会陪伴在旁边,向产妇介绍分娩的生理特性,消除产妇恐惧心理并细心观察产妇出现的各种情况,以便及时通知医生进行处理。同时,鼓励产妇进食,解释产妇及家属提出的问题。

　　进入分娩期导乐先向主产医生介绍产妇的基本情况,协助医生做好各项准备工作。在产妇身边指导鼓励如何正确用力,替产妇擦汗,不断给产妇以心理上的支持。在宫缩间隙时要喂产妇喝水、进食,以帮助产妇保持体力。

　　在产后观察期,导乐会陪同产妇一起回到病房,进行两小时的母婴健康观察,指导产妇和婴儿及时进行肌肤接触。

　　因为导乐都由有多年的接生经验,专业的医学知识的医务人员担当,所以在整个陪伴过程中能及时发现并处理产妇的各种情况,能够更专业、更大程度地保障母儿安全。由导乐陪伴的产妇由于有了安全感、自信心及得到科学指导,使产程缩短,缩宫素滴注减少,镇痛药应用减少,剖宫产率下降。而且产后母亲恢复快,产后抑郁少,对婴儿关心照顾多,母乳喂养多而使婴儿发病减少。简而言之,导乐陪同产妇使分娩更容易、经历更愉快、母婴更健康。

10. 生孩子越快越好吗？

"生得快说明妈妈身体壮，对孩子也有好处"，这几乎成了民间的共识。然而，从医学角度分析，孩子生得太快可不是好事。

医生把分娩总产程不到3小时的称为急产。急产是由于子宫收缩过强、过快引起的。过去这种急产多见于经产妇，现在由于各种原因，产前做过人工流产和引产的人增多，因此急产也常见于初产妇。

子宫收缩过强，胎儿通过产道过快，易导致产妇会阴、阴道或子宫颈撕裂、产后出血和产后感染等，如果破裂的程度严重，对产妇会有很大影响。

此外，宝宝急不可待地快速降临，常使接生人员手忙脚乱，来不及消毒接生，增加产褥感染机会。

急产对孩子的危害就更大了。由于急产时宫缩过强、过快，产妇没有间隔的子宫收缩，会使胎盘血液循环受阻，胎儿容易出现缺血、缺氧，发生宫内窘迫。胎儿若出生过快，头部血管可能会破裂，造成颅内出血等危险，这不仅会影响孩子日后的智力发育，重者还可能会因此造成白痴。有时由于来不及接生，还可能发生新生儿坠地，造成骨折外伤。

所以，为了使宝宝平安顺利地降临，临产妇一定不要着急，也不要紧张，情绪放松一点儿，听从医生的安排。为了避免急产的发生，临产前1～2周，准妈妈们就不宜再外出远游了，以防不测。如果在产前诊断发现可能发生急产的孕妇，足月以后就可以开始规划生产的事情，一旦发生产兆，及早到医院待产。

(三)异常分娩的相关问题

1. 哪些因素可以影响产程的进展？

　　每个准妈妈都应该知道，分娩能否顺利完成取决于几个方面的因素：产力、产道、胎儿及精神心理因素，这是分娩的四要素。

　　(1)产力：就是将胎儿及其胎盘等附属物由子宫腔内排出的力量。一般来说，产力在怀孕晚期就已经出现了，临近预产期出现的频率就更多了。它表现在孕妇身上，就是子宫突然像球一样隆起变硬，然后很快消失，并且会感到一阵阵难忍的腹痛，这就是由子宫收缩引起的，它是最主要的产力，在整个产程中起主导作用。其次，产妇会不由自主地向下屏气用力，使腹腔压力增加，以及骨盆底肛提肌的收缩力也是在胎儿娩出过程中起辅助作用的产力。产力是有节律性的，经过充分时间的宫缩，在保证不会造成宝宝损害的情况下，使子宫下段、子宫口和阴道慢慢地、被动地扩张开大，让宝宝平安娩出。

　　(2)产道：就是胎儿娩出的通道，分骨产道和软产道两部分。骨产道即我们所说的骨盆，它是一个弯曲的管道，在分娩过程中由于产力和重力的作用，骨盆的骨骼会有轻度的移位，使骨盆容积增加，胎儿通过时也会做各种动作，以适应产道有利娩出。软产道由子宫下段、子宫颈、阴道和骨盆底软组织组成，软产道通常是紧闭的，临产后在子宫收缩力的作用下，子宫下段逐渐被拉长、变薄，子宫颈口逐渐扩张，阴道也变薄且极富伸展性，软产道被动地慢慢地扩张大，宝宝就可以顺利通过。

　　(3)胎儿：胎儿的大小、位置和有无畸形是影响分娩过程的重要因素。但胎儿的大小不是绝对的,是与骨盆的大小相对而言的,如骨盆轻度狭窄,但胎儿也较小,或虽然胎儿巨大但骨盆也很宽大,则都有可能经阴道分娩。此外,胎位及胎头的位置也是很重要的。如宝宝头位分娩时,如果他的面部朝向母体的背部,即枕骨朝前,再加上胎头俯屈良好,通过妈妈相对固定的产道就会相对顺利一些;有些宝宝虽然很小,但是当在妈妈子宫里躺的位置不对时也有可能造成难产。

(4)精神因素:精神心理因素对分娩的影响现在也正逐渐受到重视。一般来说,产妇对分娩都具有恐惧感,尤其是初产妇,产时紧张焦虑的心理将会引起一系列内分泌的改变,影响产妇情绪还可以消耗她们的体力,使其对疼痛的敏感性增加,使大脑皮质神经中枢指令的发放紊乱,从而引起子宫收缩乏力、胎儿缺氧等,影响产程的进展或使手术产的机会增加,精神因素还可以导致产后大出血的发生。

分娩过程中只有上述四个因素相互协调配合,即产妇充满信心,有良好的子宫收缩力,骨盆的大小合适及胎位正常才能顺利完成分娩过程。

2. 异常分娩由哪些因素造成?

分娩过程中上述四个因素,任何一个或一个以上因素发生异常,以及四个因素间相互不能适应,而使分娩进展受到阻碍,称异常分娩,又称为难产。

产力异常多表现为宫缩乏力,少数为宫缩亢进;产道异常以骨盆狭窄较多见,软产道异常少见;胎儿异常为胎位不正为主,如臀位、枕后位、横位及颜面位等。各原因间的关系密切,并相互影响。难产的主要临床表现为产程进展缓慢、先露部不下降、宫口不开或开大缓慢、宫颈水肿、尿潴留等。顺产和难产在一定条件下可相互转化,如果分娩处理不当,顺产可变为难产;相反,有可能发生难产者,经正确处理,及时了解产程中出现的矛盾,就可能使难产转化为顺产。因此,孕妇应该尽力配合医务工作者,掌握好异常分娩的发生和发展规律,使母儿安全能获得更多的保障。

3. 如何预防异常分娩?

做好定期产前检查,异常分娩发生率可以大为减少。胎儿及产道异常,在产前检查时大都可以发现。胎位不正者,应设法纠正;骨盆狭窄者,可根据其狭窄程度,对分娩方式作出初步估计。做好充分的产前准备工作,纠正贫血,改善营养,防治妊娠高血压综合征及其他妊娠并发症等,皆足以增强母儿健康,以利于妊娠分娩的正常进行。结束分娩的方式应根据宫缩、宫颈扩张程度、骨盆的大小、胎位、先露部的高低、胎儿的大小、产妇的一般状况及年龄、胎产次等而定,可分为由阴道分娩自产或手术助产及剖宫取胎两个途径。

4. 什么情况下需要行会阴切开术?

初产妇分娩时,多数人要做会阴切开。多数产妇一提起"动剪刀"会吓得大哭,也有人怕会影响手术后的性生活。其实会阴切开术是产科最常用的手术,其目的是避免因自然分娩和手术造成的严重会阴裂伤,或避免因会阴过紧造成分娩受阻。会阴切开能缩短分娩时间,减少盆底组织松弛,减少产后阴道膨出及子宫脱垂,改善阴道分娩后的性生活。

孕妇到了妊娠末期,外阴部会变得又肿又软,这使得阴道口周围在分娩时能够很好地扩张,以便让婴儿通过。但初产妇的会阴较紧,分娩时常有不同程度撕裂,为了避免出现撕裂,更好地保护会阴,尽可能地缩短分娩时间,医生要在撕裂出现前切开会阴。这与撕裂的伤口比较,还是切开的伤口恢复得既好又快。

会阴切开术也会用于以下情况:手术助产时,为了便于操作防止会阴裂伤,大多数初产妇需切开;监测到胎儿窘迫时,为迅速娩出胎儿,需切开会阴可达到快速分娩的目的;早产儿较娇嫩,受挤压后易发生颅内出血,为了避免损伤胎儿,必须要会阴切开。

会阴切开术一般是在局部麻醉下进行的,所以术后疼痛较重,一般缝合后3~4天即可基本愈合,疼痛也会明显减轻。

5. 哪些情况下需要产钳助产?

分娩有一个时机问题,稍微错过了,正常的分娩也会发生异常。当产妇出现异常分娩,但经过非手术处理和会阴切开术后仍不能解决时,部分产妇可以通过产钳术解决。产钳术是利用产钳作为牵引力或旋转力,用以纠正胎头方位,协助胎头下降及娩出的产科助产手术,且均需会阴侧切,且切口宜大;分为高位、中位及低位产钳三种。低位产钳常用,高、中位产钳一般对母儿损伤较大,目前已废弃,被剖宫产代替。

当产妇宫口开全,头盆相称,胎膜已破,活婴,胎方位适合的情况下,出现以下异常情况时可以实施产钳术:第二产程延长;有产科合并症,患者需缩短第二产程;胎儿宫内窘迫需迅速娩出胎儿时;瘢痕子宫,预防子宫破裂。有人主张,产钳术可避免胎头过度受压和避免盆底组织过度伸展,尤其是早产儿可预防头颅损伤。

产钳已用了几百年,至今现代医院仍使用。低位产钳术对母婴一般无影响,但如操作不当仍可造成母婴的损伤。所以,如今的产科医生除在特殊情况,已经尽量减少应用产钳。用产钳帮助娩出的婴儿,脸部留下痕迹是较常见的,这些痕迹不久即消失。

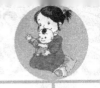

6. 什么是剖宫产？

阴道分娩无法完成，或经阴道分娩可能对产妇或新生儿（胎儿）有危险时，胎儿不能顺利地自然出生，医生就会通过手术切开子宫取出胎儿，这就是我们平常所说的剖宫产。手术是在麻醉情况下切开产妇的腹壁及子宫壁，从子宫中取出胎儿及胎盘，然后将子宫壁及腹壁各层组织缝合完整。它是解除产妇及胎儿危急状态的有效方法。因此，剖宫产是一个重要的手术助产方法。同时，应该指出的是，剖宫产术应该是一种应急措施，它对解决难产、保全胎儿和孕妇的生命是有效的。

首次剖宫产时，产妇及家属都应该了解，剖宫产并不是一种简单的小手术，其安全性也只是相对而言，对孕妇产后的身体健康，会带来弊端，产妇发生意外死亡的概率要比自然分娩高，易发生伤口感染、术中羊水栓塞、子宫损伤等情况；产后身体恢复较慢，容易出现阴道盆腔内组织粘连，引起慢性腹痛、肠梗阻等问题，此后再次分娩或人工流产时发生危险的可能性也随之增加。因此，对剖宫产手术的选择，无论是医生还是孕妇本人及其家属，都必须慎重，不可随意。

那么，在哪些情况下，孕妇需要接受剖宫产，母儿才会有满意的结果？这些特别的情况，就是我们常提到的剖宫产适应证。根据统计，最常见的适应证以难产，胎位不正，胎儿窘迫症孕妇居多，如果在分娩过程中发生以下情况建议行剖宫产术：胎儿过大，母亲的骨盆无法容纳胎头；母亲骨盆狭窄或畸形；分娩过程中，胎儿出现缺氧，短时间内无法通过阴道顺利分娩；母亲患有严重的妊娠高血压综合征等疾病，无法承受自然分娩；高龄初产妇；有多次流产史或不良产史的产妇；还有随着辅助生殖技术的发展，珍贵儿越来越多，自然分娩虽有其可行性，但可应孕妇或其家人要求而采取剖宫产。

剖宫产术后的护理与其他开腹手术不同,麻醉药物作用消失后,就应开始活动肢体。为了促进肠蠕动及早恢复,要勤翻身,防止肠粘连或形成血栓。为了减轻刀口的震动和牵拉痛,有利于恶露排出,宜取半卧位,不宜取仰卧位。为了避免加重肠胀气,不宜吃产气过多的饮食,如牛奶、豆浆、红薯等,以防在肠道产生大量气体;也不宜进食过多,否则不利于刀口愈合。

有人以为产妇吃些人参有利于身体康复,可以促进刀口愈合进补,其实人参反而会使刀口较长时间的渗血,不易愈合。另外,避免较长时间的保留导尿管,一旦拔掉后只要有尿意就应努力排尿,这样不容易引起尿道感染。

7. 剖宫产手术前要做什么准备?

一旦确定了生产方式应为剖宫产,就应该了解手术前应该做哪些准备:凡是正规手术医生都会一再跟准爸妈们确认手术方式,一再提醒注意事项及预先防范各种可能的突变状况,完成生命征象、身高、体重测量、尿液及抽血检验。要求准爸妈们填写手术、麻醉同意书及输血同意书,并核对身份、安排胎儿监视器装置,以了解胎儿心跳和母亲子宫收缩的状况。告知手术前须知,如勿佩戴饰物、勿涂指甲油及化妆(为观察是否有发绀情形)、勿佩戴活动义齿及隐形眼镜(为避免麻醉后误吞之危险及视力受到影响)、需禁食水 6 小时以上,以免麻醉后引起呕吐不适,造成吸入性肺炎。除此之外,孕妇还应该了解一下进手术室的流程,由于每个医院的流程不尽相同,所以要求术前准爸妈们与自己的主治医生尽量沟通,了解剖宫产手术前、中、后应该注意及配合的事项,达到最妥善的配合,将生产时的危险性降低至最低。少一分恐惧,多一分喜悦,迎接新生命的顺利到来,这是所有准爸妈及医护人员所期望的。

8. 胎儿是生出来好还是剖出来好？

顺产与剖宫产之比较，顺产好还是剖宫产好呢？对于准妈妈来讲，仔细看看下表便知道，当然，最后采取哪种生育方式，还是要看个人的具体情况而定（见附表）。

附表　自然分娩与剖宫产优缺点对比表

分娩方式	适宜情况	优　点	缺　点
自然分娩	医生认为孕期无异常、适合阴道分娩的准妈妈	产后恢复迅速、产后可立即进食、照顾好会阴口即可、并发症少、相对出血量较少，费用少，约3 500元	产前阵痛、分娩过程的突发状况较多、有可能影响阴道松弛、盆腔子宫膀胱脱垂等后遗症、分娩时间没办法准确预知
剖宫产	胎儿因素：胎位不正、胎儿窘迫、极低体重儿、脐带脱出　产妇因素：近期有子宫手术史、心脏病、骨盆狭窄、产道阻塞等	无阵痛、剖宫产不会影响阴道松弛、多数时间较容易安排、可避免一些突发的情况	复原时间慢、腹部有切口瘢痕、术中可能会引起一些并发症、术后须禁食、费用高约6 000元

如不存在异常产的情况下，对宝宝来说，阴道分娩是一个自然的生理过程，在产程中，经过产道的挤压，胎儿呼吸道内的液体大部分排出，有利于出生后开始建立呼吸循环；而剖宫产的新生儿、呼吸道内往往有液体潴留，故发生窒息、呼吸系统合并症的机会更多。

9. 高龄初产妇必须剖宫产吗？

女性 35 岁以后初次分娩,医学上称之为高龄初产妇。由于高龄初产妇的某些生理变化,选择剖宫产结束分娩的人数较多,剖宫产率也有随年龄增长而增高的趋势。

高龄初产妇剖宫产率高的原因有主客观两方面因素所致。从客观讲:女性年龄增长子宫肌层退化,肌层中的裂隙接连减少,这种生理改变使得分娩过程中神经冲动传递减少,肌肉收缩减弱,可能难以产生有效宫缩而造成宫缩无力。此外,在医疗条件差的地区,由于孕期医疗保险防护差,高龄初产妇并发症如妊娠高血压综合征患病率增高,使得阴道分娩安全系数下降。从主观上讲,不少高龄初产妇对阴道分娩缺乏信心,害怕经阴道分娩失败后再行剖宫产。同时,对于临床产科医师来说,高龄初产妇经阴道助产分娩的技术水平要求极高,难免要承担风险,因而也宁愿选择对产妇实施剖宫产分娩。

对于高龄初产妇选择何种分娩方式,应根据产妇自身情况来定,如果产妇无妊娠高血压综合征等并发症,宫缩良好,胎儿位置正常情况时,最好是以阴道助产分娩为主。如果产妇状况差,就应该选择好时机采用剖宫产术终止妊娠,以提高母体的生命安全性。

10. 做过剖宫产的下次还要剖宫产吗？

目前国家的计划生育政策允许双方均为独生子女的夫妇生育第二个宝宝。这种情况下,有很多爸爸妈妈会考虑生育第二胎,为他们的第一个孩子"生"个"伴儿"。一般来讲,剖宫产术后想要生育第二胎,最好间隔 2 年以后再怀孕分娩,以使刀口处的瘢痕组织愈合得更好,减少再次分娩时的危险。而且,随着怀孕月份增大,注意观察产妇有无异常情况,在预产期前1~2周宜住院待产。

很多生二胎的准妈妈认为第一次剖宫产后,再分娩都需做剖宫产手术;而且在经历了第一次剖宫产手术之后,准妈妈可能会觉得相比较自然分娩而言,手术分娩似乎要"轻松"一些,所以部分准妈妈希望通过再次手术以减低自然分娩的痛苦。

那么,有剖宫产史的准妈妈是否可以阴道分娩呢?这个问题在医学界至今仍有争议,有研究表明,40%有剖宫产史的准妈妈再次临盆时可经阴道分娩。但70%的医生持反对意见,专家们主要是担心剖宫产的缝合伤口有可能在分娩过程中破裂,使母儿受到伤害,会建议准妈妈们接受剖宫产手术,因此曾经剖宫产的女性大多都不愿意尝试自然分娩。当然,这并不代表剖宫产术后就不能再选择自然分娩了。随着医疗技术的日益提高,剖宫产后子宫破裂的发生率并不高。建议准妈妈们在产前请产科医生综合评估自己状况及胎儿大小,如果上次手术的子宫切口较低,而且胎儿的体重相对较低,那么第二次进行自然分娩还是比较安全的。如果第一次分娩是由于骨盆因素而选择了剖宫产手术,那第二次分娩时就肯定还需要采用剖宫产;如果第一次分娩是因为胎儿臀位因素而选择了剖宫产,而此次的胎位正常了,那么这次可采用自然分娩的概率就比较大;如果第一次是因为胎心不好而选择了剖宫产手术,而这次胎儿很好,那就可以争取自己生的机会。总之,应该在请产科医生对此次妊娠进行准确评估的同时,还要参考前次剖宫产手术原因及方式,导致前一次剖宫产手术的因素是否仍旧存在,然后再做出最佳选择。

11. 臀位分娩要注意的事项有哪些?

臀位是最为常见的异常胎位。妊娠中期28周以前,臀位比较多见,此时不必急于纠正。到妊娠30~32周时,多数都可自行转为头位。但也有由于各种因素，而使胎位不能转为头位的，此时应在医生的指导下给予纠正，如膝胸卧位，每天早、晚 1 次，每次 15 分钟；或由医生行外倒转术。

到了分娩期，应综合考查各种因素，对于高龄初产妇，胎儿过大、骨盆狭小、阴道及子宫畸形者，还有初产妇，一般主张剖宫产，对于经产妇仍主张阴道自然分娩。

12. 双胎妊娠要注意的事项有哪些？

双胎妊娠的妊娠期及分娩期并发症与合并症较单胎妊娠明显增多，如果处理不当则严重影响母亲及胎儿健康，甚至发生生命危险。因此，确诊为双胎妊娠的孕妇更应加强围生期保健，使母亲和胎儿安全地度过妊娠与分娩这一特殊时期。具体措施有以下几个方面：

(1)加强营养：两个胎儿生长所需营养量较大，如孕妇营养摄入不足，会影响胎儿生长发育和母体健康。因此，孕妇应增加营养的量与质，还要注意基本营养素搭配合理。若孕妇水肿较重时，应适当增加蛋白质摄入量，必要时可静脉输入白蛋白制剂，并给予限盐饮食。

(2)预防贫血：双胎妊娠合并贫血患病率约为 40%，应常规补充铁剂及叶酸。严重者在医生指导下治疗。

(3)预防流产与早产：双胎妊娠由子宫腔相对狭窄，胎盘血液循环障碍，其流产发生率较单胎妊娠高 2～3 倍，因此应加强孕期保护与监护。若一胎发生死胎，另一胎仍可继续生长发育，死亡的胎儿将被吸收或挤压成纸样儿随正常胎儿娩出，不必担心害怕，更不要引产终止妊娠。因双胎妊娠子宫过度膨胀，易发生早产，故应于中期妊娠后注意休息，避免房事，并提前 4 周做好分娩前的准备工作。

(4)妊娠期高血压疾病：较单胎妊娠的患病率高 3 倍，子痫则高 5 倍,因此应加强孕期检查,及早发现,及时治疗。

(5)预防产后出血:因双胎妊娠子宫过于膨胀,易发生宫缩乏力,造成产后出血而危及母体生命安全。故双胎妊娠的孕妇,一定要住院分娩,并注意预防和及时治疗产后出血。

(6)新生儿疾病:双胎妊娠胎儿发育较单胎妊娠相对差些,如体重大多低于 2 500 克,因此应注意预防呼吸窘迫综合征、新生儿硬肿症、吸入性肺炎等新生儿疾病,并应为新生儿喂养做好充分的思想和物质准备。

13. 如何预防产后出血?

产后出血是指产后 24 小时内最常见的并发症,也是引起产妇死亡的重要原因之一。常见的诱因包括子宫收缩不良、胎盘因素、软产道损伤出血、血液系统疾病、产后尿潴留。

不论难产或正常分娩,分娩结束后产妇和家属都感到十分轻松,认为万事大吉,加之分娩过程中体力的消耗和产时的疲劳,部分产妇常很快入睡,以至于一些主要症状自己不能发觉。因此,加强观察,及时发现严重并发症的发生就更为重要。除了在接生过程中医护人员应该及时发现和处理引起产后出血的危险因素,产妇以及家属也应掌握主要预防措施,防患于未然,主要措施包括:

(1)产后留产房观察或剖宫产术后的产妇需严密观察血压、脉搏、一般状况、阴道出血量和宫缩情况,注意阴道出血的同时,注意会阴切开、剖宫产腹部切口、子宫切口出血量,纱布和敷料上吸附的血量;并尽量鼓励产妇饮水,进食和排尿,新生儿早开奶早吸吮促进子宫收缩。

(2)准确收集并测量产后出血量,产后出血标准定为≥500 毫升,然而待出血已达 500 毫升时再进行处理已为时过晚,出血量达 200 毫升时,即应查找原因并积极处理;产后 2 小时是观察和及时处理产后出血的重要时期,然而产后 24 小时内仍要密切观察有否宫腔积血;大家比较重视产后出血,但少量的缓慢的出血即所谓的"细水长流"的出血和积留在宫腔内的隐性出血往往被忽略,如不严密细致地观察,则会延缓抢救时机,造成不可挽回的结果。

(3)产妇及家属应特别警惕识别失血性休克的征象,如心慌、脉搏快而细;头晕、面色苍白、皮肤湿冷等,以达到早期发现,早期与主治医生沟通,及早处理,以免发生谁都不愿意见到的结局。

14. 如何早期发现子宫破裂?

子宫体部或子宫下段于妊娠期或分娩期发生不同程度的裂伤为子宫破裂,妊娠期子宫破裂一般较少见,多发生在分娩期,与阻塞性分娩、不适当难产手术、滥用宫缩药、妊娠子宫外伤和子宫手术瘢痕愈合不良等因素有关,个别发生在晚期妊娠。子宫破裂为产科最严重并发症之一,常引起母儿死亡。

妊娠期子宫破裂,属于妊娠急腹症之一,发生率极低。一般来讲,先发生先兆性子宫破裂,多见于产程持续很久而胎头仍未能下降的情况。子宫频繁收缩,且非常强烈,甚至呈现强直性宫缩,致使产妇烦躁不安、下腹痛重,呼吸急促、脉搏增快,膀胱受压过度而出现血尿。宫缩时子宫下段的肌肉被拉得很长、很薄并隆起,在脐部可见到一个环形凹陷,致使子宫呈现葫芦形。分娩期子宫破裂,产妇撕裂样疼痛、烦躁不安,伴有恶心、呕吐、阴道出血、血尿,严重者可有休克前期或休克等征象,同时胎动停止,胎心音消失,在腹壁可清楚地扪及胎体。出现以上情况,均应考虑有子宫破裂的可能,尤其是临产后胎位不正,头盆不称,采用缩宫素或前列腺素不当或以往有剖宫产史者,出现上述症状时,则子宫破裂的可能性极大。

因此,应该加强产前检查,宣传孕妇保健知识,有剖宫产史或子宫切开手术史的孕妇,应提前住院待产,对缩宫素、前列腺素等子宫收缩药的使用指征、方法应严格掌握,避免滥用。妊娠期子宫破裂的患病率、病死率与手术时间成正比,一旦明确诊断,应积极救治。而同时也需要注意几个问题:①有子女,无再生育要求,可考虑行子宫切除或双侧输卵管结扎术。②若保留生育功能者,应严格避孕,避免人工流产,加强孕期监护。③正确处理瘢痕子宫妊娠,对于瘢痕子宫,前次手术时间至本次妊娠开始时间间隔少于2年者,行再次剖宫产结束妊娠。

15. 脐带异常怎么办?

脐带将胎儿和妈妈紧密连在一起,它一端连着胎儿的脐轮,另一端连在胎盘上。通过脐带,胎儿可以从妈妈那里获得自己所需的各种营养成分,同时还可以将自己产生的代谢废物传给妈妈并由妈妈代其排出体外。由此可见,脐带对宝宝在子宫内的生活是多么重要,一旦脐带出现异常就会导致血流受阻,结果引起胎儿宫内窘迫、宫内缺氧、胎儿生长迟缓、新生儿窒息等问题。脐带异常主要有以下几种情况。

(1)脐带缠绕:脐带缠绕胎儿以脐带绕颈最为多见,除此之外还有脐带绕身体、绕肢体等情况,是最为常见的脐带异常。脐带缠绕对胎儿的危害主要是缠绕过紧时引起胎儿窘迫,尤其在分娩过程中,胎头下降后脐带出现相对长度不足,拉紧脐带就会阻断血液循环,或使胎头下降困难、产程延长、胎盘早剥。

脐带绕颈多为1~2圈,3圈以上较为少见,脐带越长,发生缠绕的机会也越多,缠绕周数多的机会也越大。是否出现胎儿窘迫与脐带缠绕的周数无关,而是与缠绕后所剩余的脐带实际长度有关。

出现脐带缠绕时,产前可以通过超声检查胎儿身体上有无脐带压迹而确诊,有经验的超声医师可以准确地测出脐带缠绕的周数。检查缠绕是否影响到胎儿健康,可以通过胎儿电子监护观察胎儿心率的变化,如果出现胎心不规则的减速或变异幅度过大时,就应考虑是脐带受到牵拉、挤压。

处理脐带缠绕主要根据产程进展情况,以及缠绕对胎儿的影响程度决定。如产程刚开始胎儿已有缺氧表现,应立即剖宫产。到了第二产程才发现异常则应迅速娩出胎儿,娩出时发现脐带缠绕过紧,应立即钳夹,剪断脐带。

(2)脐带过长及过短:正常足月胎儿的脐带平均长度为55厘米,超过70厘米称为脐带过长,不足30厘米称为脐带过短。脐带过长易导致脐带缠绕、打结、脱垂、脐带血管受压等并发症。而脐带过短在怀孕期间不管孕妇还是胎儿都没有症状,但到了分娩时就会因脐带过短而引起胎儿下降困难,或者是因为脐带牵拉过紧可以引起胎儿窘迫、胎盘早剥、严重时危及胎儿、胎死宫内。

脐带过长可以通过超声、电子监护观察胎心变化进行早期诊断,脐带过长本身不需要治疗,只有当脐带过长引起了缠绕、打结、脱垂等并发症时才需要处理。而脐带过短即使超声检查也难以确诊。

(3)脐带脱垂:胎膜破裂后,脐带在胎儿还没有出来时就先脱落出来,经宫颈进入阴道,甚至从阴道脱出于外阴部。脐带脱垂是一种危险的并发症,如果抢救不及时,胎儿往往在30分钟内因血流阻断而死亡。

出现脐带脱垂时,必须争分夺秒地进行抢救。根据宫口扩张程度及胎儿情况进行处理,如果宫口已经开全、胎心存在、头盆相称,应根据不同胎位行阴道手术助产。如果宫口还没有开大,而且估计短期内不能娩出者,应立即做剖宫产,准备手术时,必须抬高产妇的臀部,以防脐带进一步脱出。同时还应做好抢救新生儿窒息的准备工作。

（4）脐带先露：脐带先露实际上是一种轻度或隐性的脐带脱垂。这时胎膜还没有破裂，脐带位于胎先露的下方，一旦胎膜破裂，就随时会发生脱垂。

发现脐带先露时，产妇应立即卧床休息，抬高床脚呈臀高头低位，由于重力作用，可减轻脐带受压，且改变体位后，脐带有可能缩回子宫。如果孕妇的宫缩良好，先露部入盆而且胎心正常，则可待宫口开全后破膜，随即按不同胎位经阴道手术助产。及时剖宫产更为安全。

（5）脐带扭转：脐带扭转是指脐带顺着纵轴旋转、扭曲，就像扭麻绳一样，只要向相反的方向旋转就可以回复正常。出现脐带扭转与胎儿活动有关，正常情况下可以有脐带扭转，但不应扭转过多或过密，过分扭转可使血循环中断，胎儿死亡率高。

出现严重的脐带扭转时，胎动先是变得频繁而后消失，因此胎动异常者应引起注意。如果怀疑出现脐带扭转，应根据胎儿是否缺氧、怀孕时期决定应对措施。

（6）脐带打结：脐带打结有两种类型，一种为脐带假结，是由于脐血管与脐带长度不一致、血管在脐带中扭曲而引起，并非真正打结，假结也不能拉紧，对胎儿没有危害。另一种是脐带真结，与胎儿活动有关，一般发生在怀孕中期，先是出现脐带绕体，之后因为胎儿从脐带绕体环中穿出而形成脐带打结。如果打结处没有拉紧，对胎儿就没有影响，如果拉紧后就会阻断血液循环而引起宫内窒息，或者在分娩时造成死产。

（7）单脐动脉：正常的脐带中有两条脐动脉，一条脐静脉。如果胚胎发育出现异常，脐带中只有一条脐动脉就称为单脐动脉。显而易见，单脐动脉时胎儿获得的血流量比正常少，所以导致胎儿早产、生长迟缓、胎儿宫内缺氧的机会增高。

现在大多通过产前超声检查就可确诊。目前对于这种异常没有治疗方法，应密切注意胎儿的状况，如果胎儿一直没有缺血、缺氧出现,就可以继续怀孕,直至分娩。

(8)脐带帆状附着:正常情况下脐带附着于胎盘的中央或侧方,如果脐带附着于胎盘之外的胎膜上,则脐血管裸露于宫腔内,称为脐带帆状附着,这种情况在双胞胎中较多见,单胎的发生率只有百分之一。

如果帆状血管的位置在宫体较高处,对胎儿的影响很小,只有在分娩时牵拉脐带或者娩出胎盘时脐带附着处容易发生断裂,使产时出血的机会增高。如果帆状血管位于子宫下段或脐血管绕过子宫颈口,血管则容易受到压迫而发生血液循环阻断、血管破裂,对胎儿危害极大。

16. 什么是羊水栓塞?

羊水栓塞是一种在分娩过程中因羊水物质进入母体血液循环,引起肺栓塞、休克、弥散性血管内凝血等一系列严重并发症的产科危重症。羊水栓塞的患病率低,但病死率高,资料统计可达30%以上。对此决不可掉以轻心,必须及早防范。

预防的关键是了解可能引起羊水栓塞的高危因素并加以积极干预。以下是近年国内外专家对羊水栓塞高危因素的归纳:

(1)过强宫缩增高宫内压,子宫收缩过强时羊膜腔压力随之增高。因此,宫缩药的使用必须小心谨慎,严格掌握适应证。必须要用时小剂量即可增强宫缩,避免剂量过大,防止引发强直性宫缩而增加羊水栓塞的发生概率。

(2)羊水栓塞大多发生在胎膜早破及人工破膜之后,偶尔可在尚未破膜之时。胎膜早破的重点在于防止生殖道感染;妊娠后期要禁止性交,避免负重和防止腹部被撞击;分娩时合理使用宫缩药;若为头盆不相称最好选择剖宫产,以及注意人工破膜的正确操作等,这些措施可减少胎膜早破发生,降低羊水栓塞的风险。

(3)高龄产妇及多胎产妇 高龄产妇和多胎妊娠也是羊水栓塞的高危因素。所以,高龄产妇和多胎产妇分娩时要严密观察,一旦出现这些异常现象时要果断采取措施终止妊娠,一般采用剖宫产终止妊娠,可减少羊水栓塞的发生机会。

(4)过期妊娠、巨大胎儿及死胎 过期妊娠和巨大胎儿时容易难产、滞产,进而使得产程延长,胎儿宫内窘迫儿率增加;死胎可使得胎膜强度较弱而渗透性增加,这些情况都可成为羊水栓塞的高危因素。因此,必须加强孕期保健和检查,重视防治妊娠合并糖尿病,以减少巨大胎儿的发生率。如果孕期超过 40 周以上,应及时检查胎儿状况,决定是否终止妊娠。对死胎要及时引产,以降低羊水栓塞危险。其他危险因素包括前置胎盘、胎盘早剥、羊膜腔穿刺、剖宫产手术和人工流产及引产术等,在这些情况下必须严密观察,正确处理,以免造成病理性血窦开放而诱发羊水栓塞。

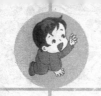

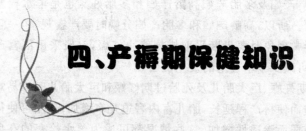

（一）产妇产褥期身体各系统的变化

产妇从胎盘娩出至全身各系统逐渐恢复到未孕状态的一段时期，一般需要 6～8 周。这个时期称为产褥期，通常叫"坐月子"。因分娩给产妇在精力和体力上造成了极大的消耗，抵抗力也有所减弱，对于母亲的健康和生存是一个关键时期。产妇做好这段时间的保健，不仅关系到身体的正常恢复，而且对新生儿的生长发育亦有密切的关系。这段时期母亲心理状态、休养环境、饮食、卫生习惯，以及对产褥期保健知识的了解和利用程度，对母婴健康会产生直接的影响。

由于分娩期间体力大量消耗，在产后 24 小时内，体温略有增高，但一般不超过 38℃。产后 3～4 天，乳房膨胀，可有低热，但也不超过 38℃，一般在 24 小时内自行恢复，称为"泌乳热"。除体温外，一般血压、心率与产褥期是平稳的，起变化可反映血容量、有无感染的出现，如发现异常应仔细查找原因。产后皮肤排泄功能也很旺盛，出汗特多，尤以睡眠初醒时为甚，这也是排泄液体的另一途径，数日后褥汗现象会自然消失。

1. 生殖系统有什么变化？

产妇产后变化最大的就是生殖系统，它包括子宫的复旧、子宫颈变化、阴道及会阴的变化。

胎儿、胎盘娩出后，由于子宫肌肉的收缩产生的缩复作用，使子宫体积明显缩小，胎盘剥离面也随着子宫的缩小和新生内膜的生长而得以修复，直到恢复到没有怀孕时的状态。一般而言，需要5～6周的时间，这个过程称为子宫复旧。

首先当胎盘娩出后，子宫即收缩至胎儿头大小，呈前后略扁的球形，质地较硬，宫底位于脐耻中点或稍高处，产妇可自行在脐下一至二横指处摸到一较硬的包块，即宫底。一般产妇都住院分娩，所以医生或护士每天基本在同一时间检查产妇子宫底下降的情况，子宫底可每天下降1～2厘米，10天左右下降入盆腔，腹部就摸不到了。胎盘娩出后，胎盘部位的复旧需要大约6周时间。经产妇或高龄产妇，产后最容易发生产后宫缩痛。即产后或剖宫产后，子宫复旧过程中子宫收缩所产生的疼痛较为明显，甚至有人感觉比分娩时的疼痛还要严重，往往需要使用止痛药物才能缓解。

产后随着子宫内膜的脱落和修复，坏死的蜕膜、子宫内血液及黏液混合在一起经阴道流出，称为恶露。产后第1周，会有较多血液和坏死的脱膜组织，为血性恶露；第2周，血液成分减少，色淡红，为浆液性恶露；产后第3～4周，呈黏稠状，且色泽较白，称为白色恶露。血性恶露约持续3天，逐渐转为浆液性恶露，约2周后变为白色恶露，持续2～3周干净。

产妇每天要注意观察恶露的量、颜色和气味，若子宫复旧不全，血性恶露持续时间长、量多，甚至可发生大出血；伴随感染时，恶露有异味，提示有感染征象或子宫复旧不良，对产妇的危害较大。产后应早下床活动，不能长期仰卧位，以利于恶露排出，防止上行感染。当怀疑子宫复旧不全时，可用促进其收缩的药物，如缩宫素、益母草等，必要时要及时入院就诊。

在分娩结束时子宫颈皱起如袖口状，一般需要7～10天宫颈内口及外形完全恢复成原来的形状，宫口关闭。产后阴道腔扩大，阴道壁松弛及肌张力降低,阴道黏膜皱襞因过度伸展而消失,于产褥期阴道腔逐渐缩小,阴道壁肌张力逐渐恢复,第3周出现阴道皱褶,但阴道在产褥期结束时尚不能完全恢复至未孕时状态。分娩后会阴轻度水肿,于产后2~3天内自行恢复。处女膜在分娩时撕裂形成残缺不全的痕迹,呈数个黏膜瓣,叫处女膜痕。盆底肌及其筋膜因分娩过度扩张使弹性减弱,且常伴有肌纤维部分断裂,产后必须经过锻炼才有可能恢复至未孕状态。

产褥期内生殖器官并未完全复原,胎盘附着处、会阴、阴道创面未完全修复,所以产后2个月内应禁止性生活,以免引起生殖道感染及损伤。

2. 乳房有什么变化?

妊娠期体内激素水平的变化,会使孕妇的乳房发生一系列生理变化,而这种变化也是为了适应分娩后哺乳的需要。一般来讲,自妊娠开始1个月起,乳房即已开始了这种变化,体积增大、乳头变硬、乳腺实质增加,但在卵巢和胎盘所产生的激素作用下,雌激素刺激乳腺的导管系统生长,孕激素刺激乳腺的腺泡生长,雌激素和孕激素有抑制脑下垂体前叶所产生的生乳素的作用,故在孕期乳房不分泌乳汁。至临近分娩时,导管上皮细胞开始产生初乳。

产后产妇身体的其他系统也有变化,最明显的就是乳房的变化。乳房的主要变化是泌乳,产后2~3天,乳房逐渐胀大,可摸到有硬块,这就是乳腺叶。有的产妇在腋窝下可以摸到硬块,挤压时可见少许乳汁,这是副乳腺,一般在回奶后可自行消退。轻轻挤压乳房,可见淡黄色的乳汁流出,称为初乳,内含很多蛋白质、无机盐及抗体,也有少量糖和脂肪。数日后乳房增大,逐渐变坚实,局部温度增高,开始分泌乳汁,此时乳汁变为白色,脂肪含量增多,汁浓,称为成乳。

乳汁的分泌是一个复杂的生理过程。分娩后由于雌、孕激素水平骤然下降,垂体分泌的生乳素水平增高,促使腺泡分泌乳汁,催产素促使导管壁肌细胞收缩将乳汁推进至乳头。开始哺乳后,由于婴儿的不断吸吮,刺激乳头神经,传达至大脑,进一步促使催乳素分泌增加,因而产妇就不断地产生乳汁。除婴儿吸奶可以促进乳汁的分泌外,乳汁的分泌还与产妇的营养、睡眠、情绪和健康状况密切相关。因此,产妇要注意休息、营养充足、生活规律、精神愉快、避免精神刺激,促进乳汁分泌。

3. 循环系统有什么变化?

血液、循环系统在产后也发生变化。妊娠期血容量增加,于产后 2～3 周恢复至未孕状态。但在产后最初 3 日内,由于胎盘娩出,胎盘循环不复存在,子宫收缩,使得大量血液从子宫涌入体循环,加之妊娠期间潴留在体内的过多组织间液也回收入血,使产后血容量增加 15%～25%,特别是在产后 24 小时内,因此产后 3 天产妇心脏负担明显加重,患心脏病的产妇此时极易发生心力衰竭,应密切防治心衰的发生。一般产后 2～6 周,血液循环恢复到孕前。

产褥早期产妇的血液仍处于高凝状态,对子宫创面恢复、预防产后出血有利。白细胞总数在产褥早期仍较高,一般 1～2 周内恢复正常。产褥早期的产妇会仍然处于贫血状态,一般产后 10 日左右开始上升。分娩后,其他血液指标也开始逐渐恢复正常。

4. 消化系统有什么变化?

产后 1～2 周内消化系统功能即逐渐恢复至正常。

在产后最初 1～2 日内产妇常感到口渴,喜进流食或半流食。

早期产妇胃肠张力差,食欲欠佳,以后逐渐会好转。产褥期产妇卧床时间较多,缺少运动,腹肌及盆底肌肉松弛,肠蠕动减弱,加上产妇吃鸡、肉、蛋等蛋白质较多,因而容易引起便秘,所以,产后要适当活动,除蛋白质外,还应注意多吃蔬菜和水果。

5. 泌尿系统有什么变化?

妊娠期输尿管及肾盂扩张,产后4～6周逐渐恢复。产妇在妊娠期间体内潴留多量的水分,需在产褥早期主要经肾排出,故产后最初几日的尿量增多。在分娩过程中,尤其产程延长者,由于因胎先露的压迫,膀胱受压致使黏膜水肿充血、水肿及肌张力降低易发生排尿不畅或尿潴留,尤其在产后12小时内极易发生一过性尿潴留。另外,加上分娩的疲倦,以及会阴伤口疼痛、不习惯卧床排尿等原因也能引起尿道括约肌痉挛,增加排尿困难。产后憋尿时间太长,膀胱过度充盈会影响子宫收缩,导致产后出血。为此,产后尽快排小便,顺产产妇应多喝水,尽快排第一次小便。

6. 内分泌系统有什么变化?

产后体内与维持妊娠有关的激素减少,而与分泌乳汁有关的激素增加。分娩后,雌激素及孕激素水平急剧下降,至产后1周时已降至孕前的水平。胎盘分泌的胎盘生乳素因半衰期短,一般于产后6小时消失,血中不再能测出;垂体分泌的催乳素因是否哺乳而异,哺乳产妇于产后下降,但仍高于非孕水平,吸吮乳汁时催乳素明显增高;不哺乳产妇则于产后2周降至非孕水平。

月经复潮及排卵时间受哺乳影响。不哺乳的产妇通常在产后6～10周月经恢复,平均在产后10周左右恢复排卵。哺乳产妇的月经恢复会延迟,也有的产妇在哺乳期一直月经不来潮,平均产后

4～6个月恢复排卵。产后较晚恢复月经者，首次月经来潮前多有排卵，所以哺乳产妇未见月经来潮也有受孕的可能。

7. 腹壁有什么变化？

孕妇在妊娠期出现的下腹正中线色素沉着，在产褥期逐渐消退。初产妇由于腹壁长期受妊娠子宫膨胀的影响，使弹力纤维增生、断裂，妊娠纹呈紫红色。产褥期后腹壁紫红色妊娠纹会逐渐变成银白色妊娠纹。腹壁受妊娠子宫增大的影响，于产后腹壁明显松弛，腹壁紧张度需在产后6～8周恢复，腹直肌部分弹力纤维断裂，呈不同程度分离，产后很难恢复如初。

（二）异常产褥

1. 什么是产褥感染？

产褥感染、产后出血、妊娠合并心脏病、子痫仍是导致孕产妇死亡的四大原因。产褥感染，即俗称的"月子病"。它广义上是指生殖器感染性疾病，凡是妇女在产褥期中由生殖器官被感染而引起的一切炎症，统称为产褥感染或产褥热。患病率为1%～7.2%，是产妇死亡的四大原因之一。产褥病率是指分娩24小时以后的10日内用口表每日测量4次，体温有2次达到或超过38℃。可见产褥感染与产褥病率不同，虽造成产褥病率的原因以产褥感染为主，但也包括产后生殖道以外的其他感染与发热，如泌尿系感染、乳腺炎、上呼吸道感染等。

产褥感染多在产后2～5天开始出现发热、头痛、全身不适及下腹部压痛、恶露有臭味且增多等症状。如果蔓延成为子宫组织炎，将继续发热，子宫两旁存在压痛；如果发展为腹膜炎，除了高热外，还出现寒战、腹部压痛剧烈及腹胀等症状；如果发生菌血症或败血症，将会出现严重的中毒症状，危及产妇的生命。妇女在妊娠和产后，体力下降，身体虚弱；子宫腔内原胎盘的附着部位遗留下一个很大的创面；子宫颈、阴道和会阴部也可能存有不同程度的损伤，因此容易导致感染。产妇贫血、营养不良、慢性疾病、临近预产期性交、胎膜早破、各种产科手术操作、产道损伤、产前产后出的血、产程延长、胎盘残留等，均可成为产褥感染的诱因。感染来源有二：一是自身感染，正常孕妇生殖道或其他部位寄生的病原体，当出现感染诱因时可致病；二是外来感染，由被污染的衣物、用具、各种手术器械、物品等接触产妇后造成感染。

为预防产褥感染的发生，应加强孕期卫生宣传，保持全身清洁，妊娠晚期避免盆浴及性交，加强营养，增强体质。治疗急性外阴阴道炎及宫颈炎等合并症，避免胎膜早破、产程过长、产道损伤与产后出血。消毒产妇用物，严格无菌操作，正确掌握手术助产的指征。产后严密观察，对可能发生产褥感染者，应用抗生素预防。

2. 晚期产后出血怎么办？

曾经人们认为"月子里流的是淤血，流出来对身体有好处"，其实不然，产后出血对产妇身体损伤较严重，常导致贫血、严重休克，甚至危及生命。一般情况下分娩后 2 小时出血量逐渐减少，如果产妇回家后发现出血，并在一小时内就湿透一块垫巾，又或发现大血凝块，首先考虑发生了晚期产后出血，应立即看医生，必要时需住院接受治疗。

那么，什么是晚期产后出血？在正常分娩后，即在婴儿与胎盘都离开母体之后，子宫就会收缩，出血量也会减至一般经期时的血量,如果在产后 24 小时至产褥期内发生大量的阴道出血,称为晚期产后出血。它可以表现为突然发生一阵出血,也可以间隙性反复发作,严重时会发生休克。一般发生在产后 1~2 周,剖宫产术后晚期出血,多发生于术后 2~6 周。

引起这种晚期产后出血最常见和最主要的原因为胎盘胎膜残留,出血时间以发生在产后 4~10 天者居多,少数产妇可于产后数周或数月之后发生出血。子宫复原不全亦是较常见的原因,在分娩时和产后早期引起子宫收缩乏力的因素均可导致子宫复原不全,表现为血性恶露持续时间长,甚至可以出现较大量的出血,子宫大而软。正常情况下,胎盘附着处断裂的血管经子宫肌收缩而闭塞,继而形成血栓,使血管口完全阻塞。当以上过程受到干扰时,胎盘附着部位复原不全,血栓可被溶解,血窦重新开放,突然发生大出血,常发生于产后 1 个月左右。剖宫产切口常影响子宫收缩,或缝线溶解,松脱或感染使切口裂开;或因缝线过密造成局部缺血、坏死等,出血较为严重。发生以上情况,应立即就医,最好是去自己做产前检查的医院,医生对产妇的一般情况较了解,利于查找原因,以便及时处理。

3. 怎样避免产褥期抑郁症?

产褥期抑郁症是指产妇在分娩后出现抑郁症状,是产褥期精神综合征中最常见的一种类型。产褥期抑郁症与精神紧张关系密切。通常表现为易激惹、恐惧、焦虑、沮丧和对自身及婴儿健康过度担忧,常失去生活自理及照料婴儿的能力,有时还会陷入错乱或嗜睡状态。

产褥期抑郁症的发生,受社会因素,心理因素及妊娠因素的影响。因此,加强对孕妇的精神关怀,利用孕妇学校等多种渠道普及有关妊娠、分娩常识,减轻孕妇对妊娠和分娩的紧张、恐惧心情,完善自我保健。运用医学心理学、社会学知识,对孕妇在分娩过程中,多关心和爱护,对于预防产褥期抑郁症有积极意义。不过,产褥期抑郁症一旦确诊通常需要治疗,包括心理治疗及药物治疗。心理治疗即通过心理咨询,以解除致病的心理因素,如婚姻关系不良、想生男孩却生女孩、既往有精神障碍史等。应对产妇多加关心和无微不至地照顾,尽量调整好家庭中的各种关系,指导其养成良好睡眠习惯。药物治疗即应用抗抑郁症药,这类药物优点为不进入乳汁中,故可用于产褥期抑郁症。产褥期抑郁症预后良好,约70％患者于1年内治愈,仅极少数患者持续1年以上。

4. 产褥期感冒怎么办?

感冒是常见的疾病,加之产后,由于新妈妈气血两虚,抵抗力下降,加上出汗较多,全身毛孔经常张开着,又长时间在温室里,所以,患有感冒的很常见。许多产妇通常是不敢吃药的,怕影响乳汁分泌、药物成分对孩子不利,又怕把感冒传给孩子。那应该怎么办呢?

感冒患病率较高,一年四季均可发生,针对感冒重在预防。首先要注意居室通风,通风时应先将新妈妈和宝宝暂移到其他房间,坚持每天开窗通风2～3次,每次20～30分钟,这样才能减少空气中病原微生物的滋生,防止感冒病毒感染。新妈妈出汗比较多,衣裤、被褥常被汗水浸湿,容易使病菌繁殖生长。因此,新妈妈的衣裤和被褥必须勤换勤晒,这样不仅能保持清洁,而且还能借助阳光中的紫外线杀死病菌。冬天及夏季坐月子,室内温度最好保持在20℃～24℃,空气湿度保持在55％～65％,如果家中没有暖气,可以用电暖器或开空调保持房间里的合适温度,在室内用加湿器或放盆水,以提高空气湿度。同时,保持心情愉快,保证充足睡眠,均衡饮食、增强机体的抵抗力也非常重要。

感冒分为细菌性感冒和病毒性感冒两种。识别病毒性感冒和细菌性感冒，应进行血常规化验。白细胞偏高的是细菌性感冒，白细胞正常或偏低的是病毒性感冒。如果产妇出现鼻塞、流涕、咽痛、咳嗽等症状，但体温正常时，产妇需多喝水，可以多喝白开水、姜糖水、冰糖梨水及各种新鲜果汁等，吃清淡易消化的饮食，必要时，可在医生的指导下，口服感冒冲剂、板蓝根冲剂等药物，如果条件允许，最好有人帮助照看孩子，产妇可有多点时间睡眠休息，但并不影响哺乳，为避免传染宝宝，可戴口罩。刚出生不久的孩子自身带有一定的免疫力，不用过分担心传给孩子而不敢喂奶。如果感冒后伴有高热、咳嗽加重、呼吸困难等症状，应尽早去医院治疗，常常需输液，必要时给予对乳汁影响不大的抗生素，同时仍可口服中药。高热期间一般体温超过 38℃ 即应暂停母乳喂养 1～2 日，停止喂养期间，还要常把乳房乳汁吸出，以保持以后的继续母乳喂养。产妇不能很好地进食，十分不适，也应到医院看病，产妇本人要多喝水、新鲜果汁，吃清淡易消化的饮食，好好休息，这样常常会很快好转的。

5. 产褥期中暑怎么办？

某些产妇受旧风俗习惯影响，在炎热的夏天仍深居室内，紧闭门窗，身穿厚衣，扎袖口和裤口，恐怕"受风"，致使散热受到严重障碍而引起产褥中暑。产褥中暑是指在产褥期因高温高湿、通风不良及体质虚弱的条件下，引起中枢性体温调节功能障碍性急性疾病。

前驱症状可有发病急骤，常有口渴多汗、恶心头晕、头痛、胸闷及心慌、乏力等症状。轻度中暑，除上述症状外，可有体温上升、脉搏呼吸增快、面色潮红、出汗停止、皮肤干热、痱子布满全身或出汗而体温下降。重度中暑时，体温继续升高，可达 42℃ 或以上，可出现昏迷、谵妄、抽搐、呕吐、腹泻、呼吸急促、面色苍白等危急证候。若不及时抢救,数小时内可因呼吸、循环衰竭而死亡。即或幸存也常遗留中枢神经系统不可逆的后遗症。

产妇及家人应该了解并掌握一些针对产褥中暑的家庭应急处理方法,一旦发生上述状况,以便及时处理,缓解病情。当有中暑先兆时,立即将产妇移至凉爽通风处,解开衣服,多喝凉开水或盐开水,使其安静休息。症状加重时,除上述处理外,适度应用仁丹、十滴水内服,涂擦清凉油,体温上升者可采用物理降温,如置冰袋、电扇或给予解热药物退热,并尽早尽快送往医院,不要等到发展为中度中暑,威胁到产妇生命时,才送至医院抢救。

产褥中暑关键在于预防,做好产褥期卫生教育,打破旧的传统风俗习惯,居室保持通风,避免室温过高,产妇衣着应宽大透气,有利于散热,以舒适为宜,具体方法与预防感冒类似。

(三)产后生活护理

1. 产后为什么要观察恶露?

产后,随着子宫内膜的脱落,特别是胎盘附着部位的内膜,子宫分泌的黏液等也随之从阴道内流出,这就是恶露。正常的恶露有些血腥味,但是不臭,总量为500~1 000毫升。一般情况下,恶露大约在产后3周就干净了。

产后子宫的重量渐减,体积也不断缩小,6周后恢复到孕前大小。子宫复旧好坏,可以从子宫底下降和恶露情况来估计。因此,产妇均应学会观察恶露情况是否正常,尤其是要注意恶露的质与量、颜色与气味的变化,借以估计子宫恢复的快慢,有无异常。

正常情况下,产后第 1 周,恶露的量较多,颜色鲜红,含有大量的血液、小血块和坏死的蜕膜组织,称为红色恶露。1 周以后至 2 周内,恶露中的血液量减少,较多的是坏死的蜕膜、宫颈黏液、阴道分泌物及细菌,使得恶露变为浅红色的浆液,此时的恶露称为浆性恶露。2 周以后至 3 周以内,恶露中不再含有血液了,但含大量白细胞、退化蜕膜、表皮细胞和细菌,使恶露变得黏稠,色泽较白,所以称为白色恶露。白色恶露可持续 2～3 周。

在产褥期,如果产后 2 周,恶露仍然为血性,量多,伴有恶臭味,有时排出烂肉样的东西,或者胎膜样物,子宫复旧很差,这时应考虑子宫内可能残留有胎盘或胎膜,随时有可能出现大出血,应立即去医院诊治。有的产妇恶露淋漓不尽,到"满月"时还有较多的血性分泌物,有臭味,产妇自己觉得下腹部痛、腰酸;产后 6 周检查时,子宫还没有恢复到正常大小,质地软,有压痛等,都是子宫复旧不全的表现。产后如发生产褥感染时,会引起子宫内膜炎或子宫肌炎。这时,产妇有发热、下腹疼痛、恶露增多并有臭味等症状。这时的恶露,不仅有臭味,而且颜色也不是正常的血性或浆液性,而呈混浊、污秽的土褐色。

上述恶露属于异常情况,应当引起产妇及家属的注意,密切观察,如仍无好转,就要早些与医生联系解决。

2. 产后为什么会出现阵阵腹痛?

产妇在分娩以后可能会发生腹部阵发性疼痛。下腹部呈阵发性疼痛,并且伴有恶露增加。初产妇疼痛较经产妇轻,疼痛时间也比较短。

这种腹痛是产后正常的生理现象。一般多在产后 1～2 天内出现,3～4 天后自然消失,多者 1 周内消失。产后腹痛是由于子宫在复旧过程中,因子宫收缩引起。分娩后子宫容量要从足月时的 5 000 毫升,缩小到非孕时的 50 毫升。子宫必须通过收缩来完成这一恢复过程。但是,如果疼痛现象超过 1 周,并为连续腹痛,或伴有恶露量多、色暗红、多血块、有臭气味,这多属于盆腔有炎症,应尽快上医院。

3. 怎样预防产后腰痛?

产后产妇经常会感到腰痛不已,究竟是什么原因引起的呢?

产妇腰部和腹部在分娩后是一个十分虚弱的部位。在怀孕期间,准妈妈的脊柱和腰部、腹部和骨盆处肌肉软组织已经非常疲劳,积累了非常多的产后腰痛因素。分娩后骨盆韧带呈松弛状态,子宫未能很快完全复位,引起腰痛。

产妇产后总是躺或坐在床上休养,缺乏运动,加之体重增加、腹部赘肉增多,增大了腰部肌肉的负荷,造成腰肌劳损而发生腰痛。有些妈妈平时身体素质较差,产后休息不当使身体过疲,还要兼顾照顾宝宝,如洗澡、穿衣服、换尿布时长时间的弯腰;或经常久站、久蹲、久坐或束腰过紧等,都可导致腰肌劳损,诱发腰痛。产妇如果在月子里经常采取不当或不放松的姿势给宝宝喂奶,使腰部肌肉总处于紧张的状态中,腰部肌肉受到损伤。另外,产后避孕方法不恰当,导致人工流产次数多,或房事不节,招致肾气损伤而引起腰痛。如果妈妈产后过早穿高跟鞋,使身体重心前移,也可能使腰部产生酸痛感。

很多妈妈会关心如何预防产后腰痛?在许多防治产后腰痛的方法中,按摩是一个十分简单有效的方法。在产后第 1 周,产妇的体力尚未完全恢复,按摩通常需要由家人完成;从产后第 1 周后,产妇的身体开始恢复,体力增加,除配合适当的产后恢复操外,还可以由自己和家人一起进行按摩。按摩除了可以防治产妇腰痛外,还可以促进子宫恢复,如果条件允许,可以进一步配合腹部、腿部的产后按摩，对于产妇身体康复十分有益。除此以外，预防产后的腰痛还有许多细节需注意，喂奶时注意采取正确姿势，坐着或躺着喂奶的姿势都可以，只要自己感到舒适就行。坐着抱宝宝时，可以在膝上放一个枕头抬高宝宝，以减轻身体承受宝宝的重量。避免久站久蹲，穿轻便柔软的鞋子，产后不要过早地穿高跟鞋。保持充分睡眠，睡觉时采取仰卧姿势或侧睡，床垫不宜太软。从产后2周开始，可在保健医生的指导下做加强腰肌和腹肌的运动，增强腰椎的稳定性，如做仰卧起坐等。如果产妇腰痛严重，通过按摩、休息后不能缓解，那就需要前往医院进行专业诊疗。

4. 如何避免产后关节痛？

临床上经常发现有些妇女在产后出现关节疼痛，很多人认为是因为在"月子"里受了风寒所致。其实，这种认识是错误的。妇女产后关节痛的主要部位在手腕、手指关节及足跟等处。妇女在产后和哺乳期间，由于身体内部内分泌激素的变化，会导致关节松弛。在这种情况下，如果产妇不注意休息而从事较多的家务劳动，将会使本已经薄弱的关节、肌腱、韧带负担过重而出现疼痛。

如何预防产后关节疼痛呢？首先，应注意充分的休息，不要做过多的家务劳动，特别要注意减少手指和手腕的负担，避免寒冷的刺激。其次，"坐月子"后期和出满月后，要经常下地走动，这样不仅能防止脚跟脂肪垫退化，避免产后脚跟痛的发生，而且能防止产妇体重过分增加，调节神经功能，对改善睡眠、增进食欲十分有利。

如果不慎患上产后手脚关节痛，可以采用一些自我温灸、热敷、按摩等方法，如果加上一些补气养血、通经活络、去风除湿的中草药效果更佳。另外，缺钙也是导致关节疼痛的重要原因。

产后若哺乳，钙质更易大量丢失，易导致腰酸背痛、关节痛，而且更易出现牙齿松动、视力减弱。产后及时补钙能减少这些症状出现。

5. 产后便秘怎么办？

产妇产后月子内因饮食肉类多，纤维素严重不足，以及照顾幼儿所产生的压力，使得产妇易患一种难言之隐——便秘。正常的排便节奏，如果产前灌肠者，产妇产后 2～3 天才排大便；若产前未灌肠者，产妇可能 1～2 天首次排便。一旦在产后超过 3 天未排大便，应注意便秘的出现。

首先，应尽量调整自己，产褥期作为一个特殊时期，新妈妈应学会尽快转变角色，饮食的调整应以多纤维、多水分的食品为主，尽量多吃含脂肪酸的食品、能够促进肠蠕动的食品、富含有机酸的食品如酸奶，有增加消化与通便功能，可常饮用。

其次，充分的睡眠也是非常必要的，如奶水充沛、防止产后抑郁，同样也可以预防便秘。调整自己的生物钟与宝宝一致。再次，产后应尽早运动，一般自然分娩后 6～8 小时产妇就坐起，进行一些翻身活动，采取多种睡姿或坐姿，也可自己轻轻按摩下腹部；第 2 天下地，在室内来回走动，以不疲劳为宜，但避免长时间下蹲、站立。对于剖宫产术后无合并症的产妇，应于产后第 2 天试着在室内走动，如有合并症则要遵循医生要求，不可过早下床活动。早下地、早活动，既有利于恶露的排出，也有助于肠道恢复蠕动，防止尿潴留和便秘。

如果通过以上生活方式的调整仍不能缓解，可以使用不太刺激肠胃，又不会产生依赖性的缓泻药，如开塞露。如果仍不能解决便秘的话，可以及时联系医生，在医院进行肥皂水灌肠。产妇禁用大黄及以大黄为主的清热泻下药，如三黄片、牛黄解毒片、牛黄上清丸等。

6. 产后怎样安排性生活？

分娩之后，大多数妈妈经过 6～8 周的调理，产道和外生殖器的损伤已完全康复，卵巢开始排卵，月经也恢复正常，性欲逐渐增强，可以过正常的性生活了。但是，由于妈妈身边多了一个宝宝，以及担心再次怀孕，性生活不再像新婚时那样浪漫了。所以，何时开始性生活还要取决于新妈妈和新爸爸。如果产妇因阴道干涩而疼痛，或因有过伤口缝合而不舒服，阴道润滑剂可以提供帮助。特别是当产妇使用屏障避孕法时，建议用水溶性的阴道润滑剂，因为它们不会破坏避孕套和避孕膜。因此，只要用心营造，哺乳期的性生活仍然会浪漫如初。

但是在哺乳期，妈妈的乳房肩负着哺育宝宝的重任，在性生活中，该怎样对待乳房呢？有些宝宝对爸爸在妈妈乳头上留下的味道很敏感，会为此拒绝吃奶而将妈妈置于尴尬的境地。一旦出现这种情况，也不必惊慌，可暂时用吸奶器吸出乳汁，放在奶瓶中喂宝宝，并注意乳房的清洁，几天以后宝宝又会重新接受妈妈的乳头。此外，爸爸口腔中存在着许多致病菌，而哺乳状态下乳腺管开口，且该处营养物质丰富易于细菌滋生，极易引起急性乳腺炎，因此请爸爸千万不要吮吸妈妈的乳头。

7. 产后如何选择合适的避孕方法？

如果新妈妈准备恢复性生活，应遵循的一项原则是：放心安全的性生活，也就是说除了性生活的质量，还要做好避孕工作。许多意外妊娠就发生在产后的头几个月，产后 21 天起，一些产妇的卵巢就有可能恢复正常，排出卵子，这时如果有性生活，就有可能再次怀孕。因此，产妇不要等到经期恢复了才开始避孕，这是因为在来月经的前2周左右就会排卵，所以可能再次怀孕自己却不知道。

新妈妈因为怀孕，以及分娩给自己的生殖系统带来了一些变化，又因为还要哺育心爱的小宝宝，因此在哺乳期，避孕方式的选择也和新婚时大不一样。一般来说，于产后42日起应采取避孕措施，原则是哺乳者以工具避孕为宜，不哺乳者除工具避孕以外还可选用药物避孕。同时还要注意以下几点：首先，安全期避孕不再安全。有许多妈妈生育后，卵巢排卵和月经的恢复并不同步，婚前习惯采用安全期避孕的妈妈，如果在产后月经迟迟不出现，或哺乳期月经不规律的妈妈，最好换用其他的避孕方式。其次，药物避孕是宝宝成长的绊脚石。药物避孕是许多青年人热衷的一种避孕方式，但在哺乳期此种方法当属禁忌，原因之一是避孕药物将导致乳汁分泌量减少。同时避孕药物还可以直接经乳汁进入宝宝体内，给宝宝以后的发育埋下隐患，因此哺乳期的妈妈不宜采用药物方式避孕。最后，宫内节育器避孕的新问题。在我国，产妇于产后3个月、剖宫产后6个月放置宫内节育器是较为普遍采用的一种避孕方式，但哺乳期的子宫壁薄而且柔软，放置节育器的时候很容易发生穿孔。另外，哺乳期子宫较小，需要放入小号节育器，而在哺乳期结束后，子宫变大，相对较小的节育器就有可能降至子宫下段，而在宫腔空隙处形成带器妊娠。为防止穿孔和带器妊娠应定期检查。

此外，也可以采用阴道隔膜或避孕套等工具，在每次性生活时使用，同样能收到很好的避孕效果，而且也避免了上述的那些麻烦事。输卵管结扎术、输精管结扎术也可用来避孕，虽然手术较小，一旦想再要孩子，再恢复通畅也不算太难，但很多人害怕做手术，因而很难被大家接受。

8. 母乳喂养有哪些好处？

以母乳喂养为主要食物的叫母乳喂养。母乳是婴儿最理想的营养品。我国和世界卫生组织都在大力提倡母乳喂养。母乳喂养好处很多：

(1)营养价值高。母乳是婴儿最理想的食品,凡新生儿需要的营养,母乳几乎全部具备,是世界上任何食品都不能代替的,尤其是初乳中含蛋白质的量更丰富,能满足生长需要。

(2)能增强婴儿的免疫力。人乳中含有抗体、免疫球蛋白 A、T 淋巴细胞、双歧因子等,可以增强婴儿的免疫力。

(3)能预防疾病,减少腹泻,人乳钙磷比例比较适当,故吸收利用好。能预防婴儿缺锌,婴儿缺锌时常表现为头发稀少、皮疹、易感染等,母乳喂养儿很少有此症状出现。

(4)母乳喂养简单方便,清洁,温度适中,清洁卫生。

(5)能促进婴儿智力的增长,能增强母子之间的感情。母乳喂养的孩子情绪稳定,因为人乳中含有天然吗啡类物质,具有镇静催眠作用,而且有长链不饱和脂肪酸,有助于婴儿脑部细胞的发育及神经纤维外围组织的形成。通过喂养,母亲可随时观察婴儿,加强了婴儿和母亲之间的信息交流,增强母子之间的感情。

9. 怎样做好母乳喂养？

母乳喂养的原则是按需哺乳。新生儿每隔 2～3 小时喂哺一次,3～4 个月内婴儿每隔 3 小时左右喂哺一次,4 个月以后每隔 4 小时喂一次。夜间均应停哺一次。最好的哺乳姿势是坐位斜抱婴儿于怀中,令其呼吸舒畅,也利于胃中空气上升,每次哺乳时均应尽量让婴儿吸完乳房的奶汁,下次分泌量就会增多。哺乳后要将婴儿竖抱,轻拍背部 2～3 分钟,使其排出胃内空气,以防止吐奶,如果有鼻垢阻塞鼻腔,会影响呼吸而拒乳。婴儿啼哭时,不要立即强行哺乳,以免引起呛咳呕吐。

断奶时间:以 8～12 个月最为适宜,夏季不是断奶的合适季节,最好到秋凉以后再断奶。断奶前应采取逐渐减少喂奶次数,逐渐增加辅食的方法。不可突然断奶,否则容易发生厌食、腹泻。

10. 孕期应为母乳喂养做何准备?

如果怀孕后不做母乳喂养的准备,则很可能会使母乳喂养失败。也就是说,如果下决心要用自己的乳汁喂养宝宝,那么,从怀孕开始就应该为将来的母乳喂养做好各方面准备。而且母乳喂养的成败在于产后 1～2 周,所以妈妈的意志和环境最重要。

(1)准妈妈孕期应注意营养:母亲营养不良会造成胎儿宫内发育不良,还可影响产后乳汁的分泌。在整个孕期和哺乳期都需要足够的营养,多吃含丰富蛋白质、维生素和无机盐类的食物,为产后哺乳做好准备。

(2)孕期应注意乳头、乳房的保养:尤其是乳头凹陷的准妈妈,但是乳头下陷随着在怀孕期间乳房的增大,多数可以自动矫正,如需人工矫正,应在医生指导下进行或产后进行。因为产前为矫正乳头下陷,采取牵拉方式刺激乳头,有引起早产的可能。即使未予矫正,在喂奶前轻按乳晕部分,抚摸乳头,使其突出,大部分都可以喂奶。

(3)定期进行产前检查:产前检查是保证妊娠期身体健康及顺利分娩,为产后能够分泌充足乳汁的重要前提。最近,几乎所有医院都备有"产前母乳喂养教育计划",是新妈妈借以了解正确的哺乳方法的好途径。

11. 会阴侧切术后应注意什么？

会阴侧切术是在产科中经常施行的一种小手术。即当婴儿的头快要露出阴道口时,助产士剪开产妇阴道与肛门之间的软组织,使产道口变宽,以利于胎儿的娩出。有些产妇担心做了会阴侧切术后,会使阴道变得松弛,从而影响产后的性生活。其实,这样的担心完全没有必要。做会阴侧切术后,可以防止会阴发生不必要的撕裂,也不会使阴道变得松弛。伤口一般需 3～4 天就不会痛了,而且阴道附近供血充足,只要不被细菌感染,1 周左右伤口就可以愈合了。不过侧切手术后产妇需要注意以下几点,以免发生感染。

术后 3 天内医院会有完善的清洁措施,多用有消毒作用的洗液冲洗外阴。3 天后或出院后则需要产妇自己每天用清水或洗液清洗外阴,有条件的最好每天 2 次。同时选用安全的卫生用品,及时更换,保持外阴的干燥。期间,产妇在大小便后都应该用水冲洗会阴,如同用卫生纸擦拭一般,由前往后,以避免细菌感染。产后6 周内,应该避免性行为的发生。直至产后 6 周复查时,由专业医师确认子宫及产道恢复良好,方可进行。

如切口局部肿痛,可以在温水中加入高锰酸钾坐浴,浓度为1∶5 000,水的颜色变成粉色即可,以加快血肿吸收;裂伤较严重且伤口肿痛者,需到医院就诊。

此外,按照前述方法,调节生活方式,避免便秘。必要时可使用"开塞露"等外用药物或缓泻药。

若记住了以上的提示,相信新妈妈就不必为自己做了会阴侧切术而担忧,一定会顺利度过会阴侧切这一关的。

12. 剖宫产术后应注意什么？

　　接受剖宫产的产妇术后 10 天的护理对其以后身体的恢复至关重要。首先应该定时按压宫底，观察出血情况，防止因子宫切口破裂或产后子宫收缩乏力而造成大出血，如有异常，及时报告医生。指导产妇产后 30 分钟内让新生儿吸吮母乳，这种接触或吸吮不仅可以让产妇尽早"泌乳"，也可以增进母子间的感情。如果没有奶水或奶水不足，可以食用奶粉和葡萄糖水。产妇要充分认识到早期活动的重要性，尽量在术后 6 小时翻身，此后宜多翻身，在家属的协助下做抬腿运动，使麻痹的肠肌蠕动功能较快恢复，肠道内气体尽早排出，解除腹胀。术后第 2 天，产妇可以在丈夫的帮助下靠坐起来。尿管一般于术后 24 小时拔除，拔除后产妇应尽早下床活动，下床时可以用腹带，减小伤口的张力，减轻疼痛。多数产妇在术后 24 小时后已经感觉饿了，可以喝一点米汤、细软的面条汤。但在未排气之前，还不能喝牛奶、吃含糖的食物。此后几天，产妇可以进以汤水为主的饮食，同时应密切观察产妇体温、血压、乳胀情况、恶露的量及性质等，如有异常及时与主治医生联系。

　　剖宫产术产后 10 天左右，如果一切都正常，可以指导产妇做产后恢复操，但注意不要做剧烈运动。早期活动可以促进肠蠕动，尽早排气，尽快恢复正常饮食；促进子宫收缩，减少产后出血的发生；能增加血液循环，防止下肢静脉血栓的形成；防止压疮；增加肺通气量，有利于痰液的排除，避免肺部并发症。同时还要保持清洁，勤刷牙、洗脸，勤换衣，每天冲洗外阴 1～2 次，还要注意保持腹部切口的清洁。能正常进食后，多食营养、清淡、易消化食物，指导剖宫产产妇饮食应以富于营养、保持足够热能为原则，不应偏食。哺乳母亲更应多吃高蛋白和汤汁食物，并适当补充维生素和铁剂，以营养支持，防止感染的发生。

除常规护理外，关于剖宫产术后恢复产妇最关心的应该是切口瘢痕问题。现在不少医生为产妇采用"横切口"，以满足女性产后追求美、可以穿新潮时装的心理，但伤口大小、瘢痕深浅与手术当时的情况、胎儿的大小、产妇皮肤的素质等许多因素有关，不可一概而论。产妇手术后不要过早地揭刀口的结痂；如伤口出现刺痒，可涂抹一些外用药，如肤轻松、去炎松、地塞米松等用于止痒；应避免阳光照射，防止紫外线刺激形成色素沉着。改善饮食，多吃水果、鸡蛋、瘦肉、肉皮等富含维生素 C、维生素 E，以及人体必需氨基酸的食物。这些食物能够促进血液循环，改善表皮代谢功能。切忌吃辣椒、葱、蒜等激性食物。保持瘢痕处的清洁卫生，及时擦去汗液，不要用手搔抓、用衣服摩擦瘢痕或用水烫洗的方法止痒，以免加剧局部刺激，促使结缔组织炎性反应，引起进一步刺痒。

13. 产后饮食有哪些注意事项？

产后的饮食不仅关乎产妇身体的恢复，还与婴儿的营养供应息息相关，因此备受产妇及其家人的关心。正常分娩后略事休息，产妇即有食欲。由于分娩出血和恶露，损失相当量的蛋白质；产后排尿增加，产时大量出汗，使肌体有轻度脱水；加之胃纳减退、胃液酸度低，产后 1～2 天内应进食易消化的流质或半流质食品。产后第 1 天，应给流质食物，多喝汤水。第 2 天则可给较软清淡半流质，如蛋、鸡蛋挂面、蒸鸡蛋羹、蛋花汤和藕粉等。以后可根据产妇具体情况，进食软食或普通饮食。

产后宜进清淡易消化食物，食物应富有营养，含有足够热能、蛋白质、水分和维生素，改变农村沿袭的不能吃蔬菜的观念，鼓励产妇多吃蔬菜水果，保持大小便通畅。可比平时多吃些鸡、鱼、瘦肉和动物的肝、肾、血。豆类及豆制品虽不如动物性蛋白，但亦不可忽视。每日不可缺少新鲜蔬菜。吃甜食可用红糖，但不可多吃。可食用适当量的牛奶及水果，要营养平衡，不可偏食。烹调手法应以比较容易消化为原则。要多用带汤的菜肴，如炖鸡汤、排骨汤、猪蹄汤等。如受条件限制，可多吃些鸡蛋汤、豆腐汤、青菜汤。少用煎、炸等不易消化的烹调方法。产妇的食量，一般比妊娠期有明显增加。每日可进食 5～6 次，即 3 次之外有 2～3 次加餐。

除此之外，产后饮食还有诸多需要注意的。首先，产后滋补忌过量，分娩后为补充营养和有充足的奶水，一般都重视产后的饮食滋补。其实大补特补，既浪费又有损健康。除易导致肥胖外，奶水过多的脂肪含量可使婴儿造成肥胖，若婴儿消化能力较差，不能充分吸收，就会出现脂肪泻，长期慢性腹泻，还会造成营养不良。其次，产妇忌久喝红糖水，产妇精力、体力消耗很大，失血较多，产后婴儿哺乳，需要丰富的糖类和铁质，但长时间服用可对子宫复原不利。因为产后 10 天，恶露逐渐减少，子宫收缩也逐渐恢复正常，如果继续喝红糖水，其活血作用会使恶露的血量增多，造成产妇继续失血。产后喝红糖水的时间，一般以产后7～10 天为宜。再者，产后忌喝高脂肪的浓汤、忌吃辛辣温燥食物，包括辛辣的调味料，过量的酒和咖啡等。宝宝喂养期间，妈妈最好不要吃辣椒，吃鱼虾等食物时，注意自己与宝宝的皮肤反应，但可少量食用胡椒和醋。此外，还应忌食生冷、坚硬食品，以保护脾胃和防止牙齿松动。不要吃抑制乳汁分泌的食物，如韭菜、麦乳精、人参等。不要食用一些易产生气体的食物，如大蒜、洋葱、西兰花等。因为食用这些蔬菜后，宝宝会出现肠绞痛，主要表现为哭闹并难以安慰，或者更频繁地吃奶。不要因贪鲜而喜食味精，不要喝浓茶，不要吃腌制食物，一般成人每天食盐量应小于 5 克。

有些产妇为了保持体形的优美,会在产后马上节食。这其实也是产后饮食的大忌。哺乳的产妇不可节食,产后所增加的体重,主要为水分和脂肪,如果哺乳,这些脂肪根本就不够。产妇还要吃钙质丰富的食物,每天最少要吸收 11 760 千焦(2 800 千卡)的热能,才能满足产妇与新生儿两个人的生长消耗。

哺乳期妈妈应该吃清淡而富营养的食物,如红枣大米粥,大米濡养,红枣活血,这是哺乳期妈妈的最佳饮食之一。

14. 哺乳期怎样合理用药?

哺乳期用药应该严格遵守哺乳期及新生儿期的用药原则,同时还需要考虑以下几方面的因素:是否为影响乳汁分泌的药物、药物能否进入乳汁及对乳儿的影响、哪些是哺乳期药物选用、哪些是哺乳期禁用药物。几乎能通过胎盘的药物均能通过乳腺进入乳汁,因此孕期不适宜用的药物哺乳期及新生儿期也不宜应用。哺乳期的产妇用药前应该与产科医生联系,如无必要尽量不予用药;如哺乳期必须用药,同时所服药物已确定对产妇及新生儿无明显影响时,也应尽量避开血药浓度高峰期再哺乳,以减少乳汁中的药物浓度;如不能肯定药物的安全性,应暂停哺乳,需长期服药者,应予回奶。

以下介绍一些对胎儿及新生儿有害的药物,为孕期及哺乳期的禁用、慎用药。

(1)已经肯定有致畸的药物:①各种抗肿瘤药物:如氮芥、环磷酰胺等。②激素类药物:其中包括糖皮质激素及雌、孕激素。③降糖类药物:如甲糖宁、氯磺丙脲、降糖灵等。④镇静安定及麻醉药物:如利眠宁、安定、反应停等。

(2)可能致畸的药物:①抗癫痫药物:如苯妥英钠。②抗甲状腺药物:如硫氧嘧啶、他巴唑等。③维生素类药物:如维生素 A 和维生素 D,均不可在孕期盲目大量应用。④常用的抗生素:青霉素、头孢类是比较安全的,至今尚未有致畸形报道。而链霉素、四环素、庆大霉素、卡那霉素、氯霉素、喹诺酮类等药物均有致畸的可能,孕产妇应慎用。

(3)中药也不可滥用:虽然中药比较温和安全,其毒副作用较小,但是在孕期,同样不可滥用中药,因许多中药可以导致畸形、流产、早产,甚至死胎,中药亦应在医生的指导下正确使用。

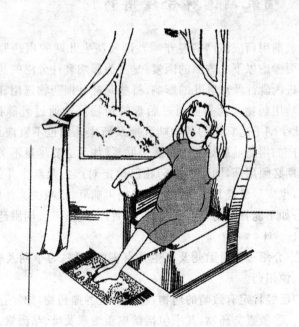